La combinación de los alimentos

La combinación de los alimentos

Tim Spong y Vicki Peterson

Traducción de Natalia Gascón

ROBIN BOOK

Título original: *Food Combining*.

© Write-On Publishing Pty Ltd.
© recipes Tim Spong.
© 2015 Redbook Ediciones, s. l., Barcelona
Diseño cubierta: Regina Richling.
Compaginación: MC producció editorial.
ISBN: 978-84-9917-379-5
Depósito legal: B-26.891-2015
Impreso por Sagrafic, Plaza Urquinaona 14, 7º-3ª
08010 Barcelona

Impreso en España - *Printed in Spain*

Agradecimientos

Tim Spong

Quisiera expresar mi más sincero agradecimiento por la verdadera ayuda que durante la preparación del presente libro y la revisión del manuscrito me han prestado las personas que nombraré a continuación. El asesoramiento y el apoyo de Eleonor Parker han constituido una inestimable ayuda gracias a su experiencia como dietista y a sus amplios conocimientos del programa de salud del Centro Hopewood. Dos de los mejores naturistas que he conocido, Greg Mathieson y Peter Ray, también han desempeñado un papel significativo por lo que respecta al conocimiento que he ido adquiriendo a lo largo de los años sobre programas de desintoxicación, combinar alimentos y naturismo. Finalmente, y tal vez con mayor énfasis, quisiera agradecer una de las experiencias más enriquecedoras de mi vida: trabajar en el Centro de Salud Hopewood de Wallacia y, en especial, el papel que ha desempeñado la Presidenta de la sociedad benéfica que gestiona Hopewood, la señora Madage Cockburn. Su sincero interés por la salud de todos, su sabiduría, sus conocimientos de naturismo y su dedicación personal a un estilo de vida sano tal vez hayan tenido el impacto más significativo en mi propio desarrollo. Su persona, que transmitía tanto equilibrio, y su excelente salud constituyen una fuente de inspiración para todo aquel que la haya conocido.

Vicki Peterson

Muchos son los que han aportado su inspiración y sus conocimientos como especialistas en la confección de este libro.

Quisiera expresar mi más sincero agradecimiento al doctor Perter Thies y a su mujer Barbara, al catedrático N. Shaternikov, al catedrático Jeremiah Stanning, al doctor Abram Hoffer, al doctor Mark Donohoe, al doctor Gordon Latto, al doctor David Lewis, al doctor M. Shahani, Natasha Treven, Han Wagner y a Tim Ashton-Jenings.

Gran parte de la investigación inicial para la preparación del libro está basada en entrevistas personales o en correspondencia con las citadas personas.

1. Tiempo para un cambio

He llegado a la conclusión de que seguir una dieta combinando los alimentos de una forma armónica constituye una de las pocas mejoras importantes que puede hacer en su vida. Esos cambios, basados en un sistema ampliamente reconocido que a lo largo de estas páginas denominamos *Combinar alimentos* son en realidad muy sencillos y fáciles de incorporar a su habitual estilo de vida.

¡Y los beneficios son realmente apreciables! Ése es el plus que se concede a sí mismo cuando empieza a asumir responsabilidad sobre su propia salud y su bienestar. Tal vez los consejos que doy en este libro vayan en contra de la esencia de sus hábitos alimentarios más arraigados.

Aprendemos a alimentarnos a temprana edad y pronto se convierte en una costumbre. Tostadas con mermelada, bocadillos de jamón y queso, empanadillas... Todos son apetitosos tentempiés de la infancia.

Romper con los hábitos adquiridos a lo largo de muchos años es algo que raramente ocurre de la noche a la mañana. Se requiere tiempo para reeducar el paladar y reflexionar sobre los alimentos que hemos venido considerando como tales.

Abundan los ejemplos de cambios en los hábitos. Sin ir más lejos: los que han dejado de condimentar con sal sus alimentos. Al principio se quejan de que no aprecian el sabor de algunos de los alimentos como los tomates. Sin embargo ¿acaso son los alimentos lo que no pueden saborear? No, ¡es la sal! Al cabo de un tiempo sus puapilas gustativas se adaptan y empiezan a experimentar el maravillosos sabor de los tomates al natural. En cuanto, de forma accidental, toman algún alimento sazonado con sal, son los primeros en advertir cuán *fuerte* resulta de repente en su paladar.

Con el azúcar sucede lo mismo. Muchas son las personas que han reducido o eliminado el azúcar en bebidas calientes como el té y el café. Al principio, dejar de consumir azúcar resulta difícil y la bebida tiene un sabor desagradable, pero con el tiempo el azúcar adquiere un sabor terriblemente dulce y molesto cuando se vuelve a tomar, incluso en pequeñas cantidades.

El hecho de que esté leyendo este libro significa que se halla preparado para someter a revisión sus hábitos alimentarios. No cabe duda de que tendrá algún que otro tropiezo en sus inicios, pero no sea duro consigo mismo. Si se indigesta o se siente palidecer y tiene remordimientos porque ha combinado equívocamente los alimentos, cualquiera que sea el error, no se sienta culpable. Lo que hacemos el noventa y cinco por ciento del tiempo es lo que cuenta, no el cinco por ciento. Ése es un desatino excusable que el cuerpo puede resistir hasta que se familiarice con el método de *Combinar alimentos*. Anote su error y continúe. Pida a su familia que siga los principios de *Combinar alimentos* con usted. De este modo, conseguirá que todos vigilen los ingredientes que toman y que se abra el debate sobre la compatibilidad de diferentes alimentos. Todo empieza como un juego que va resultando más fácil cuanto más se practica.

Comente los resultados con su familia. Compruebe qué comidas parecen más fáciles de digerir. Al cabo de una semana o dos de *Combinar alimentos*, advertirá que todos tienen mucha más energía.

Piense en el resultado final: una buena salud. Eso le ayudará a mantenerse por el buen camino.

Permítame abrirle el apetito mediante una listo de las mejoras más sustanciales que le esperan.

- Su energía aumentará a pasos agigantados.
- Los problemas digestivos, la digestión y las flatulencias disminuirán.
- Tendrá un aspecto más joven y se sentirá más joven.
- Su sistema inmunológico sé refortalecerá gradualmente.
- Perder peso le resultará más fácil. Puede decir adiós a las dietas, al hambre y demás sufrimientos.
- Empezará a sentirse más lúcido mentalmente y más jovial.

Ahora resulta legítimo que se pregunte cómo la práctica de alimentarse de determinados alimentos, al mismo tiempo, puede conducir a este cambio tan drástico.

El gran científico japonés el doctor Yoshihide Hagiwara declara categóricamente: «Nuestros organismos sólo pueden funcionar con normalidad cuando el aparato digestivo y todo el metabolismo enzimático puede funcionar con normalidad.»

Y ésa es la intención de *Combinar alimentos*. Gracias a este método logrará que los sistemas digestivo y enzimático funcionen normalmente.

Sólo cabe señalar unos cuantos puntos que ilustran brevemente *Combinar alimentos*, expuestos más abajo. Explicaré cada uno de ellos con mayor profundidad en los próximos capítulos. Sirvan, sin embargo, como fundamento.

1. En primer lugar, diferentes alimentos requieren enzimas digestivas bastante distintas para ser digeridos de forma correcta. Alimentos tales como los frutos secos, el queso y todas las carnes (comúnmente clasificados como proteínas) necesitan un «entorno ácido» para una digestión adecuada. Por otro lado, alimentos como la patata, el arroz, el pan y los pasteles (comúnmente clasificados como féculas) requieren un «entorno alcalino» en el que puedan ser digeridos. Coma los dos tipos de alimentos al mismo tiempo y sentará la base de una batalla digestiva ya desde el primer bocado.

Por ejemplo, cuando come proteínas (carne) junto con féculas (patatas), su sistema estimula la acción de varias enzimas, cuyos efectos quedan alterados y debilitados entre sí. Cuando come proteínas (carne) al mismo tiempo que grasa (aceite, mantequilla, etc.), la grasa disminuye el movimiento de los alimentos a través del estómago y de los intestinos, por lo que se alarga el periodo digestivo.

2. En segundo lugar, no deberían tomarse líquidos durante las comidas. Un importante dietista británico, el doctor Gordon Latto, ha venido enseñando durante años que los líquidos ingeridos durante las comidas diluyen las enzimas digestivas, obstaculizando así la digestión. De acuerdo con nuestras pautas, es recomendable tomar las bebidas al menos una media hora antes o unas horas después de las comidas, así como evitar todo cambio brusco de temperatura en los alimentos y las bebidas, debido a que a temperatura fría la acción enzimática se retarda o disminuye y a temperatura alta, o hirviendo, la destruye o la acaba paralizando.

3. Los alimentos alcalinos (por ejemplo, las hortalizas y también la mayoría de frutas) deberían formar la mayor parte de la comida que tomamos. Sugerimos que tres cuartas partes de nuestro consumo de alimentos sea alcalina (principalmente hortalizas, frutas) y una cuarta parte ácida (sobre todo, proteínas). (Véase capítulo 7.)

4. La fruta debe tomarse sola o con alimentos compatibles. Las frutas dulces combinan bien con alimentos ricos en féculas, mientras que las frutas ácidas van bien con alimentos proteicos.

5. La leche debería ser realmente exclusiva de los niños. Resulta mucho más difícil de digerir una vez nuestros dientes definitivos se han formado. Puede tomarse en el queso, mantequilla o yogur, en los que se encuentra ya cuajada o digerida en parte (véase capítulo 13).

Así mismo, recomendamos que «desintoxique» o purifique su organismo antes de cambiar de dieta. Ello le permitirá eliminar la acumulación de toxinas en su metabolismo y le proporcionará un buen comienzo (véase capítulo 8).

Resultados de combinar alimentos de forma incorrecta

Combinar alimentos de forma inadecuada produce indigestión, y un organismo que se enfrenta a una indigestión acabará, a la larga, sufriendo. Ello es debido a que una buena digestión y una adecuada y fácil absorción de los alimentos constituyen el quid de una buena salud.

Consideremos lo que ocurre cuando alimentos incompatibles se combinan en su organismo. Obviamente un tipo de alimento tiene que esperar a que el otro sea digerido. Esto significa que una comida compuesta, por ejemplo, por proteínas (pescado), féculas (patatas) y grasas (aceite de cocina) puede permanecer en el estómago de seis a siete horas antes de que quede vacío finalmente para la próxima comida.

Pero ¿quién espera siete horas para comer de nuevo? La mayoría de nosotros comemos según un horario y, con apetito o no, nos atiborramos con otra comida que va a parar a nuestro ya saturado aparato digestivo.

¿El resultado?

Los alimentos que han sido digeridos en parte o bien esperan a serlo comienzan a descomponerse. Los síntomas de este malestar son flatulencias o dolor de estómago y, debido a que éste trabaja más de lo necesario, la energía destinada a otras funciones se invierte en el proceso digestivo.

Se requiere mucha energía para digerir los alimentos. Recuerde, si no, la somnolencia y el amodorramiento que siente tras la comida de Navidad u otras festividades. Incluso un tentempié «tomado sobre la marcha» necesita una sorprendente cantidad de energía para su digestión.

Una combinación inadecuada de los alimentos requiere mucha más energía. El reconocido doctor Herbert M. Shelton, investigador americano que estudió la combinación de los alimentos durante más de cuarenta años, calculó que necesitamos tanta energía en la digestión de una pobre combinación de alimentos como corriendo un kilómetro a la mayor velocidad.

Una pobre combinación de alimentos sistemática da lugar a indigestiones periódicas, hinchazón de vientre, amodorramiento, pobre asimilación de los alimentos, lo que tiene como consecuencia el almacenamiento de grasas y toxinas; dicho en otras palabras, un aumento de peso. Y en relación a esto, el organismo suele perder el equilibrio metabólico.

En algunas personas, una combinación de alimentos pobre e irregularidades metabólicas pueden producir un hambre constante y la ausencia de la sensación de saciedad, cualquiera que sea la cantidad de alimentos que hayan tomado. Esto es lo que el doctor Roger Williams, que obtuvo el Premio Nobel, ha dado en llamar «un estado de malnutrición celular». Ello ocurre debido a que el organismo no puede asimilar correctamente todos los minerales y vitaminas esenciales.

De modo similar, investigadores de gran reconocimiento, como el doctor Roy Walford, han descubierto recientemente la importancia vital de un adecuado funcionamiento de las enzimas digestivas en la regulación de las funciones hormonales y del propio sistema inmunológico, sobretodo a medida que nuestro organismo envejece.

El fundador del método de combinar alimentos

Hemos venido practicando *Combinar alimentos* en el Centro de Salud Hopewood en Wallacia, cerca de Sydney, durante treinta años en miles de personas con enorme éxito. No obstante, no hemos sido los artífices de este método.

Consiste en una práctica de alimentación que fue introducida por vez primera por el doctor William Howard Hay, norteamericano, nacido en 1866 en Hartstown, Pensilvania.

14

Licenciado por la Universidad de Nueva York, Hay ejerció la medicina durante dieciséis años y al cabo de ese periodo su salud había empeorado seriamente. Había empezado a mostrar síntomas de la enfermedad de Bright, una alta presión sanguínea y, finalmente, dilatación cardiaca. Naturalmente, pensó que su carrera podía darse por acabada. Incluso sus médicos le aconsejaron «poner en orden sus asuntos».

El doctor Hay, alentado porque no tenía nada que perder, decidió tratarse a sí mismo. Empezó a «comer fundamentalmente», según sus palabras, alimentos en estado natural sin tratar y en cantidades moderadas. Para sorpresa de sus médicos, los síntomas fueros desapareciendo gradualmente y, al cabo de doce semanas, se sintió en forma y con fuerzas. Había perdido más de veintitrés kilos y podía correr largas distancias sin cansarse.

Escribió en las revistas médicas de aquella época que la medicina se hallaba en el mal camino, preocupándose de los resultados finales de las enfermedades, en lugar de eliminar las causas. Había demostrado en su misma persona que el organismo podía curarse por sí mismo si se le proporcionaba la dieta adecuada. Durante los siguientes cuatro años dedicó su tiempo al tratamiento de sus pacientes basándose en la dieta con el objeto de demostrar que «somos lo que comemos».

Posteriormente, hasta su muerte en 1940, desarrolló un método de alimentación que denominó *Combinar alimentos*. Enseñó a sus pacientes que existían cuatro causas principales del estado que él llamó autointoxicación (toximia, autoenvenenamiento) que reducía la reserva alcalina vital para el organismo, dando lugar a unas condiciones químicas desfavorables para una correcta digestión. Ésas eran:

1. Un gran consuma de carne.
2. Abuso de carbohidratos refinados (productos derivados de harina blanca) y azúcar refinado.
3. Una mezcla de alimentos nefasta que causaba indigestión.
4. Estreñimiento.

Argumentó que, aunque las personas jóvenes presentaban una mayor tolerancia a mezclas incompatibles, al igual que la gente puede adquirir una tolerancia al alcohol, lo hacían al precio de una pérdida de vitalidad y, durante la edad adulta, de un crónico deterioro de la salud.

Hay fue atacado por enseñar que la prevención era mejor que los tratamientos y fue tachado de curandero. Los médicos de la época defendían «la teoría básica de la enfermedad» y estaban entusiasmados con los sorprendentes nuevos fármacos. Rechazaron la terapia dietética, despreciando su simplicidad. Sin embargo, el trabajo de Hay, a la edad de setenta y cuatro años, fue reconocido finalmente por su utilidad, cuando los médicos comenzaron a tener en cuenta la relación entre la nutrición y una buena salud.

El investigador americano doctor Shelton, mencionado anteriormente, fue un discípulo de Hay que formó la Sociedad de Higiene Natural en Estados Unidos en 1949, a fin de educar al público en general sobre un estilo de vida sano y natural basado en los estudios multidisciplinarios de biología y fisiología.

Shelton enseñó a miles de personas principios básicos de *Combinar alimentos* porque creía que una buena salud dependía de que el aparato digestivo descompusiera los alimentos de forma adecuada, tanto física como químicamente, sin crear un exceso de substancias tóxicas.

Escribió que «la digestión de los alimentos requiere más energía que cualquier otra actividad del organismo. Por lo tanto, se trata de someter el aparato digestivo al mínimo de esfuerzo posible durante la digestión».

«Cada alimento presenta sus propias condiciones. *Combinar alimentos* simplemente intenta combinar. En la misma comida, alimentos de condiciones digestivas similares con alimentos compatibles entre sí durante la digestión.»

Combinar alimentos es cuestión de sentido común

Por ahora espero que este simple concepto que favorece una buena digestión de los alimentos le convenza. Para mí, *Combinar alimentos* es, sencillamente, cuestión de sentido común.

Lo que resulta tan interesante de este concepto es que usted no tiene que entenderlo o creer en él desde un punto de vista teórico. Simplemente experimentar los agradables impulsos de vitalidad y la sensación de bienestar le convertirán a los principios de *Combinar alimentos*.

La mejora que obtiene en la digestión y la absorción de nutrientes esenciales es, sin lugar a dudas, la clave para una notable mejora de la salud y de la vitalidad.

No tiene por qué creerme. Pruébelo usted mismo. Pero permítame asegurarle que he visto hombres, mujeres y adolescentes agotados y con problemas de sobrepeso transformar su salud y dar un nuevo impulso a sus vidas gracias a este método, empezando con un periodo de desintoxicación para continuar con una adecuada combinación de alimentos con abundantes frutas verduras y zumos.

El Centro de Salud Hopewood ha recibido numerosas muestras de entusiasmo por parte de nuestros pacientes y los fundadores del centro han educado a ochenta y cinco niños hasta la edad adulta que habían sido confiados a sus cuidados antes de que el centro se estableciera. Estos niños han establecido récords mundiales en higiene dental y atención sanitaria. Si en su dieta diaria aumenta el consumo de alimentos como la fruta y las hortalizas frescas y si practica *Combinar alimentos* correctamente, de modo que la digestión transcurra de modo fácil y eficaz, su organismo empezará a funcionar con armonía. No solo se notará sino que también comenzará a sentirse física y mentalmente renovado.

Además, se ha registrado que la primera y la segundo de las enfermedades mortales en Estados Unidos de América (con Australia en el segundo puesto) son las enfermedades cardiovasculares y el cáncer, respectivamente. En su libro *La antidieta*, Marilyn y Harvey Diamond anuncian que la última información difundida por la comunidad científica es que un aumento de la fruta y las hortalizas en la dieta de una persona pueden reducir la incidencia de estas enfermedades.

En 1982, en el Instituto Nacional de Cáncer de América los médicos dijeron: «Un cambio en nuestros hábitos dietéticos podría ofrecer alguna protección contra el cáncer. La primera norma consiste en reducir la grasa. La segunda es aumentar el consumo de frutas y hortalizas.» No es de extrañar, pues, que la dieta es, en la actualidad, una de las áreas de investigación más importantes en la prevención del cáncer.

Combinando adecuadamente los alimentos, sometiéndose a una desintoxicación periódica y asegurándose de que su dieta es mucho más rica en alimentos alcalinos que en alimentos ácidos, no solo perderá peso y se mantendrá, sino que reducirá los riesgos de contraer una enfermedad cardiovascular prematura o cáncer.

Es simplemente la costumbre la que nos induce a tomar comidas pesadas por la mañana y por la noche, como también la que nos lleva a mezclar proteínas y féculas, y la que hace comer fruta después de la comida y tentempiés entre las mismas. Es vital que comience a incorporar nuevos hábitos, por el bien de su salud. Y el modo de conseguirlo es sustituir los viejos hábitos por nuevos. No necesita cambiar sus prácticas dietéticas de la noche a la mañana. Hágalo de forma gradual y busque asesoramiento. Aprenda a *Combinar alimentos* de forma adecuada.

Sólo tiene un cuerpo. Si abusa de él, se resentirá y contraerá alguna enfermedad. La clave para una salud de hierro constante reside en el concepto de prevención. La fuerza real del naturalismo se basa en este fundamento. Esto no significa que usted sea una causa perdida si ya sufre algún problema de salud. Preocúpese de impedir que éste sea más grave mientras procura encontrar la cura.

Ame su cuerpo. Muestre su cariño siendo amable con él. Dele una oportunidad de funcionar a su rendimiento más alto, liberándolo de toxinas y de la grasa indeseable.

Cuando empiece a sentirse con buena salud y vitalidad, apreciará el delicado instrumento en el que vive y, de este modo, aprenderá a estar orgulloso de su cuerpo. Disfrute de ello y observe cómo se sienta en mejor estado físico.

Esté orgulloso por no enfermar nunca y por saber que su sistema inmunológico se va refortaleciendo por el estilo de vida que ha escogido. Además, levantará sus ánimos si su cuerpo se encuentra bien. Es una calle de dos sentidos. La mente y el cuerpo están interrelacionados como ya he mencionado. No puede sentirse bien si no cuida del alojamiento en el que su mente reside.

No permita que nadie le diga que no puede divertirse ni disfrutar mientras come bien. Estos comentarios no pueden salir de boca de nadie que no quiera sino ponerse a la defensiva mientras observa como usted adopta una determinada postura por el bien de su salud. Es algo curioso de la naturaleza humana, pero preferimos ser arrastrados por el rebaño, aunque este rebaño sea destructivo. Se necesita valor para mantenerse firme ante el rebaño y afirmar: «Elijo estar con vosotros, pero quiero ser diferente.»

Ser diferente reporta dividendos de salud. A la larga, se sentirá más joven, en mejor forma y habrá adquirido una calidad de vida que superará con creces a la de aquellos que le criticaron neciamente por ser un «cabeza de chorlito».

Enseñamos por la experiencia. Sea usted mismo profesor y no tenga miedo de ir contra corriente ahora, puesto que la corriente está cambiando de sentido, créame. Mi pronóstico es que los tratamientos de desintoxicación periódica, *Combinar alimentos* y los programas de salud serán reconocidos por todos como el único modo de vida para cuando llegue el cambio de este siglo.

2. Conocer los grupos de alimentos

En primer lugar, observemos qué entendemos por buenos alimentos. Muchas personas creen que todos los alimentos son buenos, siempre que no se hallen rancios, o envenenados con productos químicos durante su producción.

Alimentos perjudiciales para nuestra salud

Lo que pasan por alto es que los alimentos pueden ser nocivos además de nutritivos. Al principio de este siglo, investigadores en materia de salud, tales como el doctor William Howard Hay y el doctor Alexis Carrol, definieron los alimentos como «substancias que se convierten en sangre, carne, hueso y nervios». Todo aquello que no se convertía en una estructura de vida era denominado venenoso.

Ambos describieron que existían algunas partículas de alimentos que podían pasar a través del sistema digestivo y que eran neutras, siempre que no se introdujeran en la circulación sanguínea. Su toxicidad variaba desde la práctica neutralidad hasta la suficiente virulencia como para provocar enfermedades. Por ejemplo, el tabaco es una planta que contiene vitaminas, minerales y proteínas, al igual que otras plantas, pero también contiene substancias tóxicas que lo convierten en totalmente inadecuado para su consumo. Hay otras muchas más materias como esta que tienen un valor alimenticio. La belladona es tóxica para el ser humano, pero resulta ser una comida excelente para los conejos, porque disponen de enzimas que digieren las substancias tóxicas en ella contenidas.

El vino, la cerveza, el brandy, el whisky, el ron y el vodka son bebidas que pueden ser consideradas como alimentos, ya que contienen substancias como los carbohidratos y pequeñas cantidades de minerales y de vitaminas. No obstante, el alcohol, especialmente cuando se bebe en exceso, resulta tóxico, dificultando la digestión, de modo que el bienestar abandona rápidamente nuestro cuerpo.

El cloruro sódico, así como otras sales minerales, se hallan en todos los alimentos, aunque la sal en exceso puede resultar nociva. Sazonamos nuestras comidas con sal de cocina y otros condimentos picantes que solo alteran nuestra digestión y pueden causar efectos secundarios a largo plazo.

En el Centro de Salud Hopewood, una de las primeras cosas que hacemos es animar a las personas a que «saboreen» y disfruten de sus comidas sin sal, pimienta u otras especies picantes. En caso necesario, solo utilizamos condimentos totalmente naturales y hierbas frescas. Al principio, las personas que están acostumbradas a la comida muy condimentada manifiestan que no pueden saborear los alimentos sin el aderezo habitual. Pero una vez sus papilas gustativas se adaptan comienzan a experimentar de nuevo el sabor real de la comida.

Alimentos que nutren

Los alimentos más nutritivos están compuestos por proteínas, carbohidratos, grasas, sales minerales y vitaminas. Ninguno de estos alimentos por sí solos pueden sustentar la vida mucho tiempo. De hecho, no existe ningún tipo de alimento capaz de mantener con vida sana de forma indefinida, puesto que ningún animal, los humanos incluidos, pueden disfrutar de una larga salud en base sólo a monodietas.

Necesitamos una variedad de alimentos para mantenernos verdaderamente sanos, a fin de proporcionarnos un equilibrio diario de todos los grupos de alimentos. Estudiemos por separado estos importantes grupos de alimentos.

Alimentos proteicos

La proteína es la estructura básica de toda célula viva y vital para una buena salud. Se la considera como los «bloques constituyentes» de la vida y está compuesta por imprescindibles aminoácidos. Nuestro organismo no puede almacenar proteínas, de modo que necesitamos incluirlas en nuestra dieta diaria. Los siguientes alimentos presentan una alta composición proteica:

- SEMILLAS (calabaza, girasol, sésamo, linaza, etc.)
- FRUTOS SECOS (avellanas, almendras, anacardo, etc.)
- DERIVADOS LACTEOS (yogur, queso)
- SOJA
- HUEVOS
- CACAHUETES
- CARNES (aves, carne roja)
- PESCADOS y MARISCOS
- TOFU
- TEMPEH

Carbohidratos (féculas y azúcares)

Los nutrientes más abundantes en la naturaleza, los carbohidratos, deberían constituir el grueso de nuestra dieta. Ello se debe a que nuestro organismo los utiliza como combustible que quemamos cuando nos hallamos activos. El «combustible» que no se consume es almacenado en el tejido adiposo como reserva.

Los carbohidratos presentan un alto porcentaje tanto de féculas como de azúcares en su composición, razón por la cual se han clasificado en diferentes categorías.

Los alimentos ricos en féculas son:

- TODOS LOS CEREALES (arroz, trigo, avena, centeno, cebada, trigo sarraceno, mijo)
- LEGUMINOSAS (azuki, garbanzos, brotes de soja, lentejas, judías, etc.)
- PATATAS (de todas clases)
- GUISANTES
- MAÍZ
- BATATAS
- CALABAZAS
- CHIRIVÍA
- ALCACHOFAS
- CASTAÑAS
- ÑAME
- COLOCASIA

Las jaleas y los alimentos azucarados son:

- SIROPE DE ARCE, MELAZA, MIEL, MERMELADA, DULCE DE FRUTAS, etc.

Frutas

Éstas son las llamadas «bombas energéticas», debido a que el azúcar que contienen las frutas es el más fácil de digerir de todos los alimentos. Proporciona una fuente de energía rápida, así como vitaminas y minerales de vital importancia que el organismo necesita para mantener la salud de huesos, tejidos y nervios.

Las frutas se dividen en diferentes subcategorías.
Las frutas dulces son:

- PLÁTANOS MADUROS
- DÁTILES
- HIGOS DESECADOS
- PASAS DE HUVA, OREJONES DE OTRAS FRUTAS DESECADAS
- CAQUI
- MANGO
- Otras frutas exóticas como la CHIRIMOYA
- La fruta neutra que combina bien con cualquier tipo de fécula o azúcar es la PAPAYA.

Las frutas ácidas son:

- MORAS
- POMELOS
- KIWIS
- LIMONES
- NARANJAS
- PIÑAS
- CIRUELAS
- FRAMBUESAS
- FRESAS, etc.
- Obsérvese que el TOMATE que comúnmente se conoce como hortaliza, es una fruta ácida.

Las frutas semiácidas son:

- MANZANAS
- ALBARICOQUES
- GROSELLA
- HIGOS FRESCOS
- UVAS
- NECTARINAS
- MELOCOTONES
- PERAS
- CEREZAS, etc.

Melones

Debido a su alto contenido en azúcar y agua, son rápidos de digerir y por esta razón es mejor comer este tipo de fruta sola. Existen las siguientes clases:

- 🌐 MELÓN
- 🌐 SANDÍA

Grasas y aceites

Contienen valiosos nutrientes y en cantidades moderadas son esenciales en toda dieta.

Las grasas y los aceites naturales están compuestos por una combinación de ácidos grasos saturados, ácidos grasos monoinsaturados y de ácidos grasos poliinsaturados.

Los alimentos que contienen gran cantidad de grasas en su composición son:

- 🌐 ACEITES VEGETALES (aceite de oliva, aceite de soja, aceite de semilla de girasol, aceite de sésamo, aceite de maíz)
- 🌐 GRASA DE LA LECHE (mantequilla, nata, queso de nata entera)
- 🌐 GRASAS ANIMALES (manteca, tocino, sebo)
- 🌐 MARGARINA
- 🌐 COCO

Hortalizas verdes no feculentas

Tienen un gran valor para la salud gracias a sus vitaminas y sales minerales. No obstante, presentan un bajo contenido en vitaminas, carbohidratos y grasas, por lo que deberían ser consumids con alimentas del resto de grupos.

Éstas son:

- ◈ LECHUGA
- ◈ APIO
- ◈ ENDIBIA
- ◈ ESCAROLA
- ◈ COL
- ◈ COLIFLOR
- ◈ BRÓCULI
- ◈ COLES DE BRUSELAS
- ◈ ESPINACAS
- ◈ QUIMBOMBO
- ◈ COL CHINA
- ◈ CEBOLLETA
- ◈ NABO
- ◈ BERENJENA
- ◈ JUDÍAS VERDES

- ◈ PEPINO
- ◈ ACEDERA
- ◈ PEREJIL
- ◈ RUIBARBO
- ◈ BERROS
- ◈ CEBOLLAS
- ◈ ESCALONIAS
- ◈ PUERROS
- ◈ AJO
- ◈ CALABACÍN
- ◈ BROTES DE BAMBÚ
- ◈ CALABACITAS
- ◈ ESPÁRRAGOS
- ◈ RÁBANO
- ◈ PIMIENTO

Coma variado

La clasificación de alimentos que se ha expuesto en las páginas anteriores es una pauta. No puede considerarse como agrupación rígida, ya que la naturaleza no produce proteínas, carbohidratos, grasas, minerales ni vitaminas en estado puro. La mayoría de alimentos contienen una mezcla, aunque lo más normal es que suelan ser ricos en uno de los grupos de alimentos más importantes clasificados anteriormente. Por ejemplo, la mayor parte de alimentos que contiene una considerable cantidad de proteínas no presentan una gran proporción de carbohidratos.

Ésta es la razón por la que debemos intentar comer la mayor y mejor variedad de alimentos naturales posibles, a fin de asegurarnos que consumimos las cantidades adecuadas de vitaminas, minerales, energía «combustible» y aminoácidos. Sin embargo, como usted mismo empieza a observar, esta variedad debería tomarse a lo largo del día, no en una sola comida.

Vitaminas

Las vitaminas se hallan presentes en todos los alimentos en cantidades mínimas. El organismo las utiliza para asimilar o absorber de forma sinergética los diferentes nutrientes. En nuestros laboratorios modernos, hemos logrado duplicar químicamente estas vitaminas que se comercializan como complementos alimenticios a nuestros alimentos, que han perdido en calidad nutritiva, han sido tratados, refinados y condimentados artificialmente.

De lo que tenemos que darnos cuenta es que nuestro organismo necesita una dieta variada de frutas, frutos secos, hortalizas y otros alimentos naturales si queremos que rinda con eficacia. Los alimentos refinados y tratados, enriquecidos con vitaminas artificiales nunca podrán sustituir las equilibradas combinaciones de la naturaleza.

Los nutrientes suelen actuar conjuntamente en combinación con otros elementos. Éstos se hallan en un equilibrio extraordinario en los alimentos integrales frescos. De este modo, la ingestión de complementos artificiales durante largos periodos de tiempo pueden causar déficits o, más comúnmente, reacciones tóxicas.

Además, las substancias químicas añadidas a los alimentos tratados para potenciar su sabor, su color, etc., pueden entrañar otra serie de problemas. Algunas personas acusan reacciones bastante virulentas a estos aditivos.

Y aunque las vitaminas se encuentran en todo aquello que crece, son fácilmente destruidas cuando se extraen de su fuente natural.

La alfalfa constituye una rica fuente de vitamina C, pero cuando se cosecha y se deja secar en el campo, pierde un setenta por ciento de su contenido de esta vitamina en un día. Al secarla, pulverizarla y comprimirla en tabletas ya no queda un ápice de vitamina C. Por eso resulta mucho más saludable una ensalada a base de alfalfa fresca que un comprimido de alfalfa.

La nutrición ante todo

Como el doctor David Phillips apunta en su libro *New Dimensions in Health-from Soil to Psyche*, las dos finalidades básicas de los alimentos son nutrir el organismo y estimulas los sentidos.

Piense en lo apetecible que resulta un panecillo recién salido del horno y cómo se le hace la boca agua al ver un tentador bizcocho de crema de fresa. En los dos casos de tentación no mediaba la finalidad de la nutrición, pero resultaban realmente muy atractivos a nuestros sentidos.

De lo que debemos tomar conciencia es que la nutrición es demasiado importante para que hagamos caso omiso de ella cuando anteponemos el pan blanco al pan negro integral y el bizcocho de crema de fresas a un tazón de fresas recién recogidas.

Hoy parece prácticamente imposible satisfacer completamente la necesidad de nutrición y de estimulación mientras la ciencia continua manipulando el sabor, el color y la textura de los alimentos. En la actualidad, parece que la estimulación de los sentidos es prioritaria a la nutrición. Y confuso, el cuerpo anhela unos alimentos que lo intoxican, rechazando los que le nutren.

Ya hay muchas generaciones de niños que están sufriendo desequilibrios nutricionales y trastornos en el estilo de vida, y que no renuncian a los apetitoso alimentos que les tientan. La popularidad de la comida rápida como las hamburguesas, las pizzas, las piezas de pollo frito, pescado rebozado con patatas fritas, empanadillas de pollo, de salchicha, bombas al curry, empanadas y toda una serie de delicias son prueba suficiente de que estamos esclavizados tiránicamente por nuestras papilas gustativas.

El único modo de combatir esta adicción creada artificialmente es tomar la decisión de asumir la responsabilidad sobre cada bocado de alimentos que nos llevamos a la boca. Si el resultado final es una buena salud y una actitud mental sana, el precio a pagar es bajo.

Para empezar, comience a valorar el valor nutritivo que aporta cada producto comestible que compre. Recuerde que, como ya he afirmado al principio de este capítulo, los alimentos se definen por su capacidad de convertirse en tejido vivo.

Sea consciente de que la ciencia moderna está manipulando la naturaleza y su resultado son unos alimentos que suelen presentar pobreza nutritiva y pueden producir un gran número de problemas de salud a causa de las substancias químicas que se utilizan en su tratamiento.

Depende de usted reemplazar parte o la totalidad de estos alimentos por un programa de alimentación que ponga énfasis en una gran cantidad de hortalizas y frutas frescas, frutos secos y semillas, cantidades limitadas de cereales, carne y productos lácteos. Pero recuerde que si decide eliminar las carnes de su dieta, necesitará de fuentes de proteínas vegetales adecuadamente combinadas.

No tiene por qué creerme. Pruébelo usted mismo. Compruebe qué le sienta bien y con qué se siente cómodo. Durante un mes pruebe un tratamiento dietético a base de alimentos sin tratar, en lugar de los que se hallan especialmente procesados, y compruebe que aspecto adquiere y cómo se siente.

El organismo es un mecanismo admirable. Reacciona, se adapta, se cura y habla un lenguaje que podrá empezar a entender rápidamente si empieza a sintonizar con él.

3. Entender la digestión

 Para entender *Combinar alimentos* correctamente, deberá entender en primer lugar cómo funciona su aparato digestivo y cómo actúa sobre los alimentos que toma.

El organismo es sumamente adaptable y puede actuar sobre todos los alimentos de forma muy eficaz. Es capaz de adaptar sus fluidos y enzimas al carácter del alimento ingerido y a su complejidad. La que le resulta difícil y estresante es la adaptación a la *variedad* de alimentos que se ingieren a la vez.

Por ejemplo, la digestión se inicia en la boca con la enzima salival ptialina. El factor pH óptimo en la boca es 6,7 que es neutro ligeramente ácido. (El factor pH es la medida de la acidez). Un pH 7 es neutro, un pH inferior a 7 es ácido y superior a 7 es alcalino (véase capítulo 7).

La enzima gástrica pepsina del estómago inicia la digestión proteica y se activa sólo en un medio ácido (es decir, con un pH inferior a 7). Las substancias alcalinas como el bicarbonato sódico y los antiácidos destruyen el medio idóneo para esta actividad.

Por la sencilla razón de que estas enzimas de suma importancia requieren entornos muy distintos, necesitamos observar la composición de los diferentes alimentos que tomamos en una misma comida.

30

Pero pasemos a estudiar con mayor detalle el proceso de digestión de los principales grupos de alimentos.

Las proteínas

Los jugos gástricos, la principal enzima de las cuales es la pepsina, que puede ser de acción neutra o extremadamente ácida, dependiendo del carácter del alimento, rompe las proteínas en unidades simples llamadas péptidos. Otras encimas del intestino delgado rompen los péptidos en aminoácidos que son transportados a la circulación sanguínea como nutrientes de las células.

La pepsina sólo puede actuar en un medio ácido mediante la segregación de ácido clorhídrico que es producido por las glándulas gástricas del estómago.

Las proteínas contenidas en los frutos secos y las semillas, o diferentes clases de quesos, se digieren bien juntos, incluso si requieren distintas secuencias digestivas. Por ejemplo, las proteínas vegetales necesitan al principio una acidez baja de un pH de 5,5. Posteriormente, la acidez aumenta a un pH de 4,0.

El queso comienza con un pH de 3,5, y luego llega a un pH de 3,0, mientras que los huevos empiezan con un pH de 3,5 y acaban alcanzando un pH de 2,0.

(En el organismo humano un pH de 1,6 el nivel ácido máximo posible.)

La carne es digerida por los animales carnívoros con un pH gástrico de 1,0, que es más fuerte que el nivel máximo humano. Es por esta razón, que el estómago humano mantiene un pH de 2,0 durante muchas horas para poder romper las proteínas de la carne.

Debido a los diferentes niveles de concentración ácida y los distintos periodos de segregación específicos para cada tipo de proteína, se exponen a continuación unas sencillas reglas para garantizar una correcta digestión de las proteínas.

REGLA N.º 1. *Evite comer demasiadas proteínas diferentes (por ejemplo, carne, frutos secos, queso y huevos) en una misma comida. Las grasas libres como la mantequilla, los alimentos fritos, etc., cubren la mucosa gástrica, impidiendo que el estómago pueda segregar los jugos gástricos y, de este modo, retrasan la digestión proteica.*

REGLA N.º 2. *Coma grasas y proteínas en comidas separadas. Si debe comerlas conjuntamente, coma una ensalada verde cruda para ayudar a contrarrestar el efecto inhibidor de las grasas.*

Los azúcares tales como las frutas dulces, la miel, etc., apenas requieren digestión en la boca o en el estómago, puesto que su proceso digestivo transcurre entre quince a veinte minutos. Si son retenidos por las proteínas en el estómago, fermentan y producen flatulencia intestinal.

REGLA N.º 3. *Al tomar proteínas la mejor combinación que puede realizar es con hortalizas verdes. No obstante, las frutas ácidas se combinan bien con proteínas de débil resistencia como el requesón, el queso de nata, yogur, frutos secos y semillas.*

Los carbohidratos

Todos los carbohidratos consisten en féculas y azúcares o combinaciones de azúcares que son denominados sacáridos. Las unidades constituyentes del azúcar, como la glucosa y la fructosa, reciben el nombre de monosacáridos. Un sacárido compuesto por dos azúcares es denominado disacárido, como por ejemplo la sacarosa o el azúcar de caña. Los alimentos que contiene muchos azúcares son denominados polisacáridos, como por ejemplo las féculas. Por esta razón, las féculas están constituidas por un gran número de azúcares combinados entre sí.

Los cereales son ricos en féculas, mientras que las frutas lo son en azúcar. Otro tipo de carbohidrato es la celulosa (fibra) que no es absorbida por la sangre, pero proporciona material de arrastre importante.

A diferencia de las proteínas o de las grasas, los carbohidratos no generan substancias de deshecho complejas cuando son consumidos para liberar energía, de modo que no suponen ninguna carga para los órganos de eliminación como los riñones y el hígado.

Los alimentos que deben hallarse en abundancia en una buena dieta son los carbohidratos, como las frutas, las ensaladas, las hortalizas y los cereales. Son esenciales para proporcionar energía, pero la mayoría de la gente toma carbohidratos demasiado refinados, como el pan, los caramelos, etc.

Las féculas

La digestión de las féculas comienza en la boca con la enzima ptialina presente en la saliva, que actúa mejor en un medio neutro o ligeramente alcalino. Esta enzima rompe las féculas en maltosa, un azúcar sobre el que actúa, a su vez, la enzima maltasa en el intestino delgado, convirtiéndolo en un azúcar sencillo.

El páncreas segrega la enzima amilasa que actúa sobre las féculas en el intestino delgado como la ptialina en la boca.

De este modo, toda fécula que la ptialina no haya digerido (si el alimento ha sido engullido y no masticado suficientemente) puede ser tratada con posterioridad durante el proceso digestivo.

Las dos reglas para la digestión de féculas son:

REGLA N.° 1. *Evite comer féculas y alimentos proteicos en la misma comida. La digestión de las féculas se paraliza en el medio ácido del estómago, de modo que las féculas pasan bastante rápido por él. Por otro lado, los alimentos proteicos son digeridos y retenidos en el estómago durante un periodo más largo. Comer de los dos grupos crea una «enfrentación» en la digestión de féculas y proteínas. Por* ejemplo, las empanadas con pescado o pollo, patatas o carne son combinaciones inadecuadas.

REGLA N.º 2. *Evite comer féculas y alimentos ácidos al mismo tiempo. Recuerde que la enzima digestiva de las féculas, la ptialina, se inactiva en presencia de ácidos. Olvídese de los bocadillos de tomate y de la salsa de tomate en la pasta. Es siempre mejor comer hortalizas junto a alimentos ricos en féculas.*

Las frutas

Las frutas frescas son digeridas fácilmente porque apenas presentan proteínas ni grasas, tienen un gran contenido de agua, enzimas y vitaminas, y pasan rápidamente por el estómago. Sus niveles de fécula también son bajos de manera que son absorbidos rápidamente a través del intestino delgado.

A causa de su veloz digestión, las frutas no deberían tomarse demasiado pronto tras las comidas, puesto que si no, se depositan sobre los alimentos y comienzan a fermentar.

Debería recordar tres reglas al comer frutas:

REGLA N.º 1. *Es preferible comer las frutas solas, aunque pueden ser toleradas cuando se toman con otros alimentos que requieren unas condiciones digestivas similares: las frutas dulces combinan de forma aceptable con los carbohidratos y las frutas ácidas pueden tomarse con alimentos ricos en proteínas.*

REGLA N.º 2. *Se recomienda no comer las frutas dulces ricas en féculas como los plátanos con frutas ácidas como las naranjas, las ciruelas, etc. Debido a que las frutas ácidas no fermentan se pueden combinar éstas con pequeñas cantidades de alimentos proteicos como los frutos secos, queso fresco o yogur.*

REGLA N.º 3. *Los melones, debido a su alto contenido en agua y azúcar, es mejor comerlos por separado.*

Las grasas

Las grasas y los aceites son lípidos denominados triglicéridos. Cada triglicérido contiene tres ácidos grasos. Durante la digestión estos triglicéridos se descomponen en los ácidos grasos y son absorbidos por separado. Así, comemos grasas, pero absorbemos ácidos grasos.

El colesterol es una forma de lípido y suele confundirse con grasas y aceites. Se trata de una sustancia importante que se encuentra presente en la membrana celular de toda célula del organismo. También constituye la base de varias hormonas. Sintetizado por el hígado para su uso en todo el organismo, el colesterol no se produce en el reino vegetal y, por este motivo, no se halla en ningún alimento vegetal.

Sólo se halla en la carne roja, blanca, en el marisco y el pescado, los productos lácteos y los huevos. Como quiera que las grasas saturadas y el colesterol se hallan juntos en la carne, se confunden ambos términos entre sí.

Los alimentos vegetales también pueden tener grasas. Los más populares son los aguacates y las aceitunas, que pueden comerse con moderación.

Los aguacates y las aceitunas presentan un elevado contenido en aceite, cuyos ácidos grasos ayudan a reducir el colesterol en las personas sin problemas de peso. Sin embargo, si usted está luchando contra el sobrepeso, entonces, a pesar de sus buenas propiedades, será mejor que descarte estos alientos de su dieta hasta que con *Combinar alimentos* no haya resuelto su problema de peso.

La leche

La leche es una sustancia alcalina y requiere sólo una leve concentración de jugos gástricos para ser digerida. No obstante, las proteínas de la leche precisan renina para coagular la leche y convertirla en cuajada, cuya composición entonces es capaz de romper la pepsina.

Mientras que la renina abunda en el estómago del niño, ésta va desapareciendo a medida que nos hacemos adultos, lo que dificulta una óptima digestión de la leche. Para compensar esto, el estómago segrega grandes cantidades de mucosa que agria la leche.

Resulta interesante observar que la leche humana recorre el estómago de un bebé en menos de una hora, mientras que la leche de vaca, con un contenido en proteínas tres veces mayor, necesita de una a dos horas. Si la leche se toma con otras proteínas, estos alimentos se ven rodeados por la cuajada de la leche, lo que dificulta la digestión hasta que ésta no ha sido descompuesta.

Una regla que debe tenerse en cuenta al tomar leche es:

REGLA N.º 1. *Siempre beba leche sola. Sería recomendable que los adultos no tomaran ningún tipo de leche. Los quesos blancos tiernos, la mantequilla, el queso amarillo, el yogur sin sabor ni azúcar son los productos lácteos más tolerables para los niños a partir de cierta edad y los adultos.*

Si ahora empieza a tener la sensación de que todo el placer que le deparaban los alimentos se va a ver amenazado por la rigidez de estas reglas, no olvide, por otro lado, los beneficios de oro que le reportará una buena digestión:

- ⊛ VITALIDAD REBOSANTE,
- ⊛ PERMANENTE CONTROL DEL PESO,
- ⊛ BUENA SALUD y
- ⊛ SENSACIÓN DE DICHA Y BIENESTAR.

Ésta no es una promesa vana, créame. He practicado *Combinar alimentos* durante años y cada mañana me levanto sintiéndome realmente lleno de vitalidad. Admito que me pareció difícil al principio, pero una vez se empieza a seguir las pautas, todo el proceso resulta cada vez más fácil.

Intente alimentarse de este modo durante varios meses. Compruebe usted mismo cuán rejuvenecido y lleno de vida se siente.

4. Cuadros

Las siguientes páginas se han confeccionado para su consulta rápida. Cada página muestra una parte del proceso de *Combinar alimentos* y se considera como independiente. Sería recomendable que fotocopiara estas cuatro páginas para tenerlas a mano y poder consultarlas rápidamente.

Alimentos que debe evitar

A continuación se relacionan una serie de alimentos o substancias acidificantes y que deberían evitarse o mantener su consumo al mínimo posible:

carne	todos los **fármacos y drogas**
pescado	**café**
pollo	**té**
queso	**vinagre**
leche(excepto en bebés)	**alcohol**

Todos los productos **dulces** y elaborados con **harina**

Combinar alimentos se basa en el concepto de que diferentes enzimas digieren distintos tipos de alimentos. Si consume alimentos de unos determinados grupos, digerirá y asimilará de forma mucho más fácil y su organismo aprovechará las vitaminas y los minerales de los alimentos de forma mucho más eficaz.

Las combinaciones favorables de los alimentos pueden:

⊛ eliminar los problemas digestivos
⊛ ayudarle a controlar su peso
⊛ prevenir flatulencia

Recomendaciones:

1. No coma proteínas concentradas (queso, frutos secos, carne, huevos, pescado) con féculas concentradas (cereales, pan, patatas, galletas, etc.).
2. Las hortalizas y las ensaladas verdes, la berenjena, las zanahorias, los aguacates y las setas se clasifican como alimentos neutros y pueden comerse tanto con alimentos feculentos como proteicos.
3. No beba durante las comidas, puesto que los líquidos diluyen los jugos gástricos y retardan la digestión.
4. Si come proteínas durante la comida tome féculas para cenar o viceversa.
5. No coma frutas ácidas (naranja, piña, pomelo, fruta de la pasión, etc.) con alimentos feculentos (cereales, patatas, etc.).
6. Evite comer alimentos dulces (pasas, dátiles, miel, plátanos, etc.) con frutas ácidas.
7. Aunque las grasas como la mantequilla sin sal y los aceites prensados en frío combinan tanto con féculas como con proteínas, deberían utilizarse con moderación.
8. Coma los melones y sandías solos o al menos diez minutos antes de otros alimentos debido a su alto contenido en líquidos y su rápida digestión.

Grupos básicos de alimentos

Féculas

patatas
pan
arroz
maíz
plátanos
galletas/pasteles
cereales
calabaza
lentejas
trigo sarraceno

Proteínas

queso
yogur
frutos secos
semillas (girasol y sésamo)
cremas de frutos secos
judías, p. ej., soja, etc.
pollo
pescado
carne
huevos
coco

Grasa concentradas/aceite

mantequilla (sin sal)
aceites (prensados en frío)
nata
mayonesa
aceitunas
coco

Frutas ácidas

pomelo
naranjas
piña
mandarinas
limones
tomates
kiwi
fresas
fruta de la pasión

Frutas dulces

plátanos
todas las frutas desecadas
caqui
mango maduro
chirimoya
uvas dulces
higos

Frutas semiácidas

albaricoques
ciruelas
uvas
manzanas
peras
nectarinas
melocotones
bayas
cerezas
mango

Frutas neutras

aguacates
papaya

Hortalizas

Todas las hortalizas y los brotes son neutros, a excepción de la patata, la calabaza, el boniato y la remolacha

Melones

se deben comer solos o antes de las comidas

39

Escoja el alimento de la primera columna y luego recorra la fila hasta la combinación deseada.

	Proteínas	Féculas	Grasas/aceites	Hortalizas	Frutas dulces	Frutas semiácidas	Frutas ácidas
Proteínas	Sí	No	Sí*	Sí	No	Sí*	Sí
Féculas	No	Sí	Sí*	Sí	Sí	Sí*	No
Grasas/aceites	Sí*	Sí	Sí*	Sí*	Sí*	Sí*	Sí*
Hortalizas	Sí	Sí	Sí*	Sí	Sí	Sí	Sí
Frutas dulces	No	Sí	Sí*	Sí	Sí	Sí	No
Frutas semiácidas	Sí*	Sí*	Sí*	Sí	Sí*	Sí	Sí
Frutas ácidas	Sí	No	Sí*	Sí	No	Sí	Sí

*indica que la combinación debe ser practicada con moderación.

5. Olvídese de sus malos hábitos para siempre

Son muchos los dietistas que muestran su desacuerdo con la teoría de *Combinar alimentos*. Sostienen que la mayoría de alimentos son digeribles si se toman en combinación con otros, ya que todos contienen una serie de elementos en estado natural (es decir, proteínas, féculas, grasas, etc.). Pero lo que es importante recordar es que la naturaleza no produce muchos alimentos que presenten más de uno de estos elementos de forma concentrada. Por ejemplo, una patata está compuesta tanto por féculas como por proteínas, pero la cantidad proteica es tan insignificante comparada con la proporción de féculas que la digestión no se ve interrumpida.

En Hopewood, hemos observado durante años a miles de personas que han seguido nuestro tratamiento de *Combinar alimentos* y le puedo asegurar que muchas de ellas han notado un aumento de vitalidad, una digestión mejor y una pérdida de peso.

Como todo estudiante culinario sabe, la cocina se está convirtiendo en un arte. Los libros de cocina son prolijos en recetas que combinan toda suerte de ingredientes de forma apetitosa y tentadora. Sin embargo, desafortunadamente, estas combinaciones pueden resultar perjudiciales para la salud.

Tal vez lo peor para la digestión sea la corriente de la «nouvelle cuisine» que roza los límites de la imaginación en la combinación de carne con cualquier serie de salsas y guarniciones incompatibles. Una pequeña porción de pechuga de pollo acompañada con puré de caqui y corteza rallada de limón cubierta por piñones podrá parecer exquisita, pero no se puede esperar que el estómago actúe fácilmente sobre tal combinación de exóticos ingredientes.

Para empezar, como hemos aprendido en los capítulos anteriores, las frutas dulces son ricas en azúcar natural y se digieren enseguida. Ésta se fermenta en el aparato digestivo mientras espera su turno, retenida por el pollo, muy oleaginoso, y los piñones. ¿Se sorprende realmente de tener después una incómoda flatulencia?

Estudiemos también el caso de la popular hamburguesa. La pepsina, un enzima del estómago muy ácido, actúa sobre las proteínas de buey. Cuando las féculas del panecillo se hallan en la boca, el enzima ptialina de la saliva ya las descompone parcialmente. Una vez en el estómago, las féculas se acumulan y deben esperar. La enzima ptialina no puede continuar digiriendo las féculas ya que el ácido clorhídrico la inhibe, mientras la enzima pepsina descompone la carne.

Si a continuación de la hamburguesa tomamos un batido dulce, bastante frecuente en estos casos, se produce un terrible caos. La leche grasienta no sólo diluye los jugos gástricos, sino que también cubre la mucosa gástrica del estómago e inhibe la segregación correcta y eficaz de jugos digestivos, retrasando aún más la digestión. (En Hopewood la leche no está ni siquiera en el menú, simplemente porque se considera innecesaria en una dieta para adultos. Servimos nuestro muesli natural con zumo de manzana, lo que no solo tiene un sabor magnífico, sino que también facilita la digestión de los cereales.)

Sola, la carne de hamburguesa resulta sabrosa y fácilmente digerible. El bollo resulta pesado y no quiero decir con esto solamente que llena, sino que al estómago le cuesta descomponerlo mientras está actuando sobre las proteínas. Lo mismo puede aplicarse a la tan extendida pizza. La pasta está compuesta por féculas, el relleno normalmente por proteínas: marisco o salchichas. Incluso las pizzas vegetarianas causan problemas debido a la generosa cantidad de queso sobre el que se asienta el relleno. Lo ideal sería comer el relleno y el queso solos, y varias horas después, una vez la digestión haya finalizado, continuar con la base de pasta.

Otro plato rápido delicioso cuyos componentes se hallan en desarmonía es la quiche. La base de pasta libra una batalla con las proteínas contenidas en el queso y el jamón. Incluso la quiche vegetariana no escapa a la combinación inadecuada de proteínas (huevos) y féculas (corteza de pan).

Pero la combinación más catastrófica (incluso peor que la de proteínas y féculas) es la de proteínas y grasas. La comida rápida preferida en Australia, pescado rebozado con patatas fritas, es el *súmum* de las combinaciones nefastas. Aquí tenemos féculas, proteínas y grasas y, por esta razón, esta comida necesita horas para su digestión. Su aparato digestivo debe rendir al máximo para eliminar estos alimentos tan mal combinados.

Si realmente desea que su digestión transcurra de forma óptima, entonces tendrá que volverá a considerar aquellos alimentos que tomaba por tales. Las hamburguesas, los bocadillos de jamón y queso, el pescado rebozado con patatas fritas, la quiche, las pizzas, los pasteles de carne, las empanadas de salchichas, todos adolecen de una pésima combinación de alimentos que dificulta su digestión. Mezclan féculas y proteínas, proteínas y grasas. En términos de *Combinar alimentos*, esto no puede ser peor, especialmente si se sabe como funciona la digestión y qué ocurre cuando varios alimentos se hallan presentes en el estómago a la vez.

A continuación, se expone una lista de *alimentos mal combinados* y algunas *alternativas* excelentes.

Tenga a mano una lista como esta y añada las combinaciones que vaya aprendiendo.

Alimentos mal combinados	Alternativas
Quiche	no coma la base
Pizza	sólo hortalizas sin queso
Pasta con carne o	pasta con salsa de verduras
salsa de tomate	(por ejemplo, de espinacas)
Empanada de carne	empanada de verduras
Hamburguesas	sin el bollo
Bombas al curry	bombas vegetarianas
Pollo frito	al curry
con patatas fritas	pollo a la parrilla
	o asado con ensalada
	o verduras no feculentas
Pescado rebozado	sin rebozar, sin patatas
con patatas fritas	fritas, con ensalada
Bocadillo de carne	bocadillo de ensalada sólo
y ensalada	(sin tomate)
Bocadillo de queso	ensalada verde de queso
	y huevo
Cereales con leche	cereales con zumo
	de frutas
Tostadas de judías	Soja con salsa de tomate
cocidas	

Anímese. *Combinar alimentos* no es difícil. Sólo supone modificar sus hábitos dietéticos. Si quiere comer quiche, entonces prepárela sin base. Los huevos, la carne, el queso y la mayoría de hortalizas combinan bien.

Aparte el queso de la pizza vegetariana. La mayoría de las hortalizas y las féculas armonizan bien. (Véase lista de alimentos del capítulo 19.)

Las empanadas de carne no tienen arreglo, pero las hamburguesas pueden comerse sin el bollo. La carne picada puede cubrirse de cebolla o acompañarse de ensalada fresca y el organismo tendrá una cómoda digestión.

¿Qué podemos decir de las bombas al curry y del pollo frito? El pollo consumido solo o con una deliciosa ensalada fresca lo convierte en una estupenda comida compatible y las bombas vegetarianas al curry constituyen una guarnición más saludable que bombas rellenas de carne.

Sé que protestará, pero el pescado sin rebozar ni patatas fritas, sino sólo con un acompañamiento de ensalada es mucho mejor para usted. Si le gustan mucho las patatas fritas, cómalas solas o con otra ensalada y alimentos feculentos.

Plan de comida ideal

El plan de comida ideal al *Combinar alimentos*, a fin de conseguir la variedad más amplia de alimentos y de alcanzar un equilibrio de todos los grupos de alimentos es:

- Una comida a base de proteínas al día. Ésta podría ser bistec a la parrilla acompañado de verduras hervidas, o pollo frío servido con una ensalada de hortalizas crudas, o, para los vegetarianos, cazuela de soja con una variedad de hortalizas de ensalada.
- Una comida a base de féculas al día. Ésta podría consistir en pan integral y mantequilla con relleno de ensalada o una selección de dátiles, pasas, higos y plátanos.
- Una comida al día compuesta únicamente por frutas maduras y frescas. También podría añadir yogur, crema de anacardo o requesón recién hecho, ya que combinan bien con las frutas ácidas y semiácidas.

Lo ideal es hacer la comida a base de frutas en el desayuno, y alternar las comidas de proteínas y de féculas en el almuerzo y la cena, según sus actividades diarias. (Véase la dieta del capítulo 17. Le ayudará a realizar el cambio hacia las comidas compatibles que siguen los principios de *Combinar alimentos* de forma adecuada hasta que se acostumbre a este nuevo método dietético.)

6. Mantenimiento del equilibrio de acidez-alcalinidad

Sin duda, su vida cambiará de la forma más drástica en cuanto tome alimentos alcalinizantes. Esto es porque necesitamos una proporción adecuada entre substancias alcalinas y ácidas en nuestro organismo para gozar de una verdadera salud. El pH de alcalinidad «normal» de la sangre en un individuo sano se halla entre 7,35 y 7,45 (es decir, ligeramente alcalino).

No se sienta desorientado cuando lea «pH». Se trata simplemente de una escala del 0 al 14 que mide la acidez/alcalinidad de las substancias. En esta escala, del 0 al 7 el pH es ácido (siendo 0 la máxima acidez) y del 7 al 14, alcalino (siendo 14 la máxima alcalinidad). En otras palabras, todos los ácidos presentan un pH inferior a 7, y cuanto más baja sea la cifra, más ácida es la substancia. Todas las substancias alcalinas (también nombradas básicas) presentan un pH superior a 7, y cuanto mayor sea la cifra, mayor es su alcalinidad.

El agua en su estado puro tiene un pH 7 y es considerada neutra. La saliva de la boca debería tener un pH 7 y ser neutra cuando no se halla activada por los alimentos. Un estómago activo se halla entre 2 a 5 (ácido) y el intestino delgado puede oscilar entre 5 a 9 (ácido moderado a alcalino).

El doctor Dudley d'Auverge Wright, en su libro *Foods for Health and Healing*, afirma que la alcalinidad normal de los fluidos del organismo es el factor más favorable para la correcta acción de las vitaminas. Grupos de investigación en Estados Unidos y Suecia han realizado un descubrimiento aún más apasionante: cuando la dieta es alcalina en un setenta por ciento o más, se recibe una tremenda inyección de vitalidad emocional. Uno se siente más lúcido y con más energía. Y todos los hábitos alimentarios y de bebidas obsesivos comienzan a superarse. Aparentemente, uno se siente más capaz para dejar de fumar fácilmente.

Los investigadores, como el catedrático Stanley Schachter de los Estados Unidos de América y el doctor Are Waerkabd de Suecia, han sido los primeros en investigar el modo en que los alimentos afectan al cerebro y las emociones. Esta investigación sobre la alcalinidad resulta muy interesante porque explora cómo los alimentos no sólo repercuten en la salud, sino también en las emociones. Los alimentos alcalinos parecen tener la extraordinaria capacidad para «calmar» modelos de comportamiento obsesivos.

No estoy sugiriendo que las razones psicológicas que puedan existir tras un problema de sobrepeso o los excesos con la bebida y el tabaco desaparezcan sin más. No obstante, creo que llevando a cabo este cambio dietético usted puede darse a sí mismo una oportunidad de luchar para recuperar una buena salud y de enfrentarse a los problemas de la vida.

A fin de que pueda identificar rápidamente los alimentos alcalinos y los alimentos ácidos, a continuación se ha confeccionado una lista de compra. (Una lista más exhaustiva de los alimentos más comunes, su valor nutritivo y sus cualidades puede consultarse en el capítulo 19.)

◉ Alimentos alcalinizantes son todas las hortalizas (incluyendo las patatas si se cocinan y se comen con su piel), todas las ensaladas, todas las frutas frescas (a excepción de las ciruelas y los arándanos), la leche de almendras, el mijo y el trigo sarraceno.

Puede sonar extraño si frutas ácidas como las naranjas, los limones y el pomelo son clasificados como alcalinos. Cabe precisar que se consideran alcalinizantes porque después de la digestión y la asimilación en la sangre se convierten en alcalinos.

Alimentos acidificantes son todas las proteínas animales tales como la carne, el pescado, el marisco, los huevos, los productos lácteos, la carne de ave, los frutos secos (a excepción de las almendras), todas las féculas, tales como los cereales, el pan, harina y otros alimentos compuestos por féculas de cereales y azúcares, el té, el café y el alcohol. El azúcar blanco y la harina refinada son particularmente acidificantes ya que han perdido los importantes minerales alcalinos, como el calcio, el magnesio y el potasio durante el proceso de refinamiento.

El sabor de estos alimentos no indica su acidez; no obstante, experimentan una reacción ácida en el organismo una vez su digestión se ha llevado a cabo.

Síntomas de intoxicación por acidez

Los síntomas evidentes de un metabolismo que sufre intoxicación por acidez son despertarse con la lengua áspera y una respiración irregular, hambre insaciable, fatiga constante, color pálido de la tez e irritabilidad. Si su metabolismo experimenta altos niveles de acidez podría sufrir altibajos en el estado de ánimo, depresión moderada o inclusive grave.

Superación de una intoxicación por acidez

Los naturópatas y los nuevos dietistas han venido afirmando durante decenios que la balanza de nuestro consumo diario debería tener un sesenta/cuarenta por ciento a favor de los

48

alimentos alcalinos. Muchos recomiendan incluso una relación de ochenta/veinte. Por esta razón, creo que la dieta ideal debería tener una proporción entre alcalinos y ácidos de cuatro a uno. Para lograr este objetivo, debe tomarse al día sólo uno comida proteica, una comida a base de féculas y una comida íntegramente alcalina a base de frutas y hortalizas.

Si advierte que tiene un desequilibrio «ácido» y deseara ponerle fin cuanto antes, aquí encontrará el mejor método para hacerlo. Dele a *Combinar alimentos* una oportunidad, de modo que su metabolismo pueda comenzar a funcionar de forma más eficaz. Empiece a tomar zumos de frutas y de vegetales recién exprimidos (véase también capítulo 14). Coma tanta cantidad de frutas y de hortalizas como le sea posible, y combine el resto de alimentos de forma adecuada.

Valdrá la pena también porqué, según se dice, los vegetarianos resultan más atractivos y sexys a sus parejas. Los investigadores están descubriendo cada vez más acerca de las propiedades de las hortalizas y de las frutas. Por ejemplo, el doctor Marx Lake, cirujano y enólogo de Sydney, ha desarrollado la fascinante teoría de que las personas que comen zanahorias, perejil y hortalizas verdes frescas exudan feromonas (las hormonas sexuales responsables de nuestro olor) diferentes, más atractivas.

Naturalmente a algunas personas se les antoja muy difícil comer hortalizas crudas. Si no ha sido capaz de hacerlo hasta ahora, merece todas mis simpatías. Ello significa que sus enzimas digestivas, agotadas y debilitadas, probablemente no estén acostumbradas a hacer frente a demasiados alimentos crudos.

En una conferencia sobre salud holística en Gran Bretaña, el doctor Harry Howell declaró que «hemos educado a una generación de personas a las que no les apetece ni toleran las ensaladas ni las hortalizas crudas, simplemente por ser su digestión insuficiente». Sostiene que aquella persona que sea incapaz de comer ensalada fresca cada día, nunca podrá gozar de una salud de hierro ni de la suficiente energía y será mucho más vulnerable a la enfermedad.

Estoy convencido de que tiene razón. Las frutas y las hortalizas en su estado natural contienen gran cantidad de enzimas vegetales, vitaminas, minerales, fibra, hormonas vegetales y otros nutrientes vitales. En el capítulo 14 se describen con más detalle sus extraordinarios beneficios.

En esta conferencia sobre salud holística, otro doctor calculó que el ochenta por ciento de las personas que comen la dieta occidental imperante no pueden tolerar las hortalizas frescas.

Si sigue las pautas de *Combinar alimentos* y no bebe durante las comidas, sus enzimas digestivas, más numerosas y activas, harán de comer fruta y hortalizas frescas un verdadero placer. Incluso si nunca ha sido capaz de tolerar hortalizas crudas, notará cómo al cabo de un tiempo las acabará comiendo con deleite. Hemos demostrado esto una y otra vez. El tiempo que se necesita para ello varía dependiendo de en qué medida la digestión se ha convertido en débil y tóxica. Pero empezando por tomar zumos a diario y practicando *Combinar alimentos* de forma adecuada, la mayoría de personas hacen progresos más rápidamente al cabo de unos días o unas semanas. Los alimentos crudos se convierten en un acompañamiento apetecible a los platos cocinados. Y a medida que las enzimas vegetales de las frutas y de las hortalizas frescas colaboran y estimulan sus enzimas digestivas en mayor medida, usted comienza a asimilar más vitaminas, minerales y nutrientes de todos sus alimentos, lo que le aporta una mayor vitalidad.

El principio del sabor amargo

Otra fascinante teoría sobre la bioquímica de los alimentos es la que postula el doctor Peter Theiss, que realizó su doctorado en el Max Planck Institute de Berlín en neurofarmacología y que posteriormente estudió herbalismo.

Según sus palabras: «Soy de la opinión de que hemos dejado de incluir un ingrediente esencial de nuestra nutrición y ese elemento es el sabor amargo. Todos los alimentos amargos son sumamente importantes en la protección del hígado y estimulan el ritmo natural de las células hepáticas.

»Hoy tenemos tantas fuentes tóxicas que se acumulan en los órganos que pueden dar lugar a enfermedades. Las causas de la mayoría de enfermedades apuntan, en mi opinión, a la intoxicación del organismo.

»Todos los alimentos que tienen sabor amargo son esenciales para nuestra salud. Nuestros ancestros solían escarbar instintivamente en el suelo en busca de raíces amargas o cogían hojas de otras plantas amargas cundo se encontraban enfermos.»

Nuestros hígados necesitan a buen seguro más protección que los de nuestros ancestros. Sin embargo, ¿cuántos de nosotros come alcachofas, escarola, berros o diente de león con regularidad?

La naturaleza nos ha dotado con la facultad de poder distinguir entre cuatro sabores diferentes:

- dulce
- salado
- agrio
- amargo

Las papilas gustativas están distribuidas en la lengua en cuatro zonas separadas. Los alimentos dulces son detectados por la punta de la lengua, los amargos en la base. Nuestro sentido del olfato también está estrechamente vinculado a nuestro sentido del gusto.

Cuando nos demos cuenta de que nuestra digestión comienza con la enzima ptialina, segregada por las papilas gustativas que han sido estimuladas, podremos advertir que es esencial para nuestra salud que haya un equilibrio entre los alimentos que tomamos a fin de que incluyamos los cuatro sabores. Al fin y al cabo, resulta ilógico dejar de comer alguno de ellos.

Una análisis de la típica dieta occidental revela que se consumen a diario alimentos dulces, salados y agrios, pero que apenas se comen alguna vez alimentos de sabor amargo, a menos de que usted sea un adicto al té negro (lo cual no es recomendable para la salud). En efecto, el sabor amargo ha sido prácticamente eliminado y reemplazado por los sabores dulces. ¿Quién creería ahora que la «bebida refrescante» estaba hecha originariamente a partir de la amarga nuez de cola, realmente refrescante? Incluso a la almendra se le ha eliminado el sabor amargo mediante la cría y el cultivo selectivos.

El espectro de sabores se ha visto aún más reducido en los alimentos tratados, en los que el sabor agrio ha sido también eliminado. Los pepinillos especialmente cultivados para la guarnición de la comida rápida actual, la hamburguesa, está a años luz del excelente sabor de los pepinillos de antaño. La salud sufre en este proceso a medida que la concentración de las sensaciones de sabores le induce a la adicción a la sal y al azúcar.

Los sabores amargos constituían una parte integrante de la dieta de los pueblos indígenas. Los aborígenes del norte de Australia solían comer tradicionalmente raíces amargas, cuyo sabor es tan acerbo que actuaría como veneno en nuestro «civilizado» aparato digestivo. Y, sin embargo, los trastornos metabólicos eran prácticamente desconocidos entre los pueblos primitivos.

Los campesinos europeos tradicionalmente realizaban una cura en primavera a base de hierbas como diente de león o ajo silvestre para purgar sus organismos de las toxinas acumuladas por la dieta restrictiva que tomaban durante los meses de invierno. Incluso hoy es costumbre en muchos países europeos empezar una comida opípara con una bebida «digestiva» compuesta por hierbas amargas.

Así pues, el sabor amargo que antaño era una parte fundamental de nuestra dieta, hoy casi ha desaparecido en algunos países.

«Sin embargo», como afirma el doctor Theiss, «el sabor amargo de las hortalizas y las hierbas activa el hígado y le ayuda a eliminar toxinas del organismo. El hígado coordina todo el proceso de eliminación de las substancias de deshecho del organismo.»

Aunque se haya dicho que la mayoría de personas presentan una lamentable carencia por lo que respeta al principio amargo de la nutrición, existen indicios alentadores de que nosotros, los australianos, nos estamos aficionando a estos alimentos con entusiasmo. La endibia de hoja rizada predomina sobre la lechuga; las alcachofas, la escarola y los berros se hallan en los puestos de fruterías a la espera del comprador.

7. Cuándo y cuánto se debe comer

Hasta hace dos siglos aproximadamente, lo normal era tomar dos comidas al día. De hecho, había muchas personas que trabajaban que preferían comer solo una vez al día. Sin embargo, tres comidas al día, a pesar de «moderno» constituye un pasaporte a la enfermedad, debido a que se ha llegado a intercalar entre las comidas los llamados tentempiés: el segundo desayuno, la merienda y la sobrecena.

En realidad, estamos volviendo a comer una sola comida que nunca acaba, desde el desayuno hasta que nos acostamos.

El hecho de que podemos y comemos tanto es indicio de nuestra prosperidad. Encontrar la voluntad y la determinación para acabar con nuestros hábitos alimentarios no resulta fácil mientras la publicidad nos bombardee constantemente desde la televisión y las revistas, y los libros de cocina sigan compitiendo para destacar sobre el resto, mostrando magníficas fotografías a todo color de apetitosos platos e ingredientes que nos hacen la boca agua.

No obstante, por el bien de nuestra salud debemos comenzar a vigilar las cantidades que comemos y el intervalo de tiempo que dejamos entre las comidas. Es un hecho comprobado que la cantidad que comemos puede estar relacionada con nuestro estado físico. Coma moderadamente y bien y se sentirá en mejor forma. Engulla y beba durante todo el día, y su cuerpo le pedirá dormir o tumbarse mientras tenga que digerir estos excesos.

Además, cuando comemos en demasía, desarrollamos lo que se ha venido en llamar «hambre oculta». Nuestra dieta moderna a base de alimentos tratados o refinados propicia la sensación de hambre, porque carecen de suficientes nutrientes, mientras que la fruta y las hortalizas frescas proporcionan al organismo la nutrición necesaria para resistir sin problemas entre las comidas.

Nos hemos convertido, en realidad, en la civilización adicta a la comida; tomamos los alimentos con condimentos irritantes y estimulantes e inventamos para innovar, y no por nuestra salud, sofisticadas combinaciones de ingredientes. El resultado es un ejército cada vez mayor de obesos vulnerables a las enfermedades degenerativas.

Gracias a los avances en el terreno de la medicina hemos dominado prácticamente las enfermedades infecciosas; podemos reemplazar muchos órganos debilitados y seleccionar genéticamente bebés sanos. Sin embargo, este simple proceso de sobrealimentación está minando nuestra calidad de vida. Estoy seguro de que no era esta la intención cuando la tecnología permitió que los alimentos fueran más abundantes para todos y la vida no fuera una batalla por la supervivencia.

El doctor Felix Oswald observa que durante más de mil años, la costumbre de comer una vez al día era la norma en Grecia y Roma; ambas civilizaciones mantenían grandes ejércitos de hombres que podían andar bajo una armadura de hierro (además de la ropa y las provisiones) y paraban sólo por la noche para comer y dormir. Su resistencia en la batalla era legendaria. Sabemos ahora que resulta mucho más cómodo no comer durante el ejercicio físico que comenzar a comer puesto que la tendencia natural es descansar y dejar que la digestión transcurra de forma adecuada.

Durante el Imperio, muchos romanos, incluso aquellos de las clases alta y media preferían comer dos veces al día.

Para desayunar tomaban un vaso de agua. A mediodía comían fruta y carne fría, mientras que la comida más importante la hacían por la tarde, después del trabajo.

Esta última comida consistía en un acto suntuoso y cabía contar con vino, ubres de cerda en adobo y carnes asadas cubiertas de miel y semillas de amapola y frutas desecadas.

Las clases trabajadoras y los esclavos comían simples cereales y fruta.

El sentido de comer con menor frecuencia es obvio, porque ello permitiría al estómago y a los intestinos descansar durante intervalos. La mayoría de las personas de la sociedad occidental no dejan virtualmente de comer, lo que significa que nuestro aparato digestivo se halla en constante uso.

En Hopewood servimos tres comidas al día, pero los alimentos de cada comida están combinados convenientemente. Servimos un desayuno a base de fruta a las 9 de la mañana, un almuerzo de féculas o proteínas a las 12:30 y una cena de féculas o proteínas a las 6 de la tarde. Ello proporciona a las personas un tratamiento dietético equilibrado cada día, a saber una comida de fruta, una comida a base de féculas y otra de proteínas.

El momento del día en que se sirven estas comidas y el contenido de cada comida es importante porque permiten que los alimentos se digieran de la forma más fácil posible.

Nuestro objetivo al planificar las comidas es dar la oportunidad a nuestros pacientes de dejar descansar sus estómagos. La fruta por la mañana es fácilmente digerida de modo que el estómago se halla dispuesto y capaz de hacer frente al almuerzo.

El almuerzo es la comida más importante del día, porque ahora es cuando usted se encuentra activo y necesita más alimentos.

La cena ha de ser ligera, ya que durante la noche el proceso digestivo debe haber finalizado bien y de forma completa de modo que el estómago pueda descansar antes de que el desayuno de la siguiente mañana inicie de nuevo su ciclo. Esto ayuda al proceso de desintoxicación (la desintoxicación interna tiene lugar durante la noche mientras reposa). Ello le permite descansar mejor por la noche. ¿Le ha sorprendido alguna vez tener problemas de sueño después de una cena pesada? Ello es debido a que su sistema digestivo le mantiene despierto por las excesivas demandas que le ha impuesto.

Gracias al método seguido en Hopewood basado en la compatibilidad de los alimentos, servidas en pequeñas cantidades, con tres horas entre las comidas como mínimo y un largo periodo de descanso nocturno, hemos descubierto que nuestros pacientes mejoran su vitalidad y energía en periodos de tiempo asombrosamente cortos.

Es un hecho interesante que cuando no nos atiborramos con alimentos pesados y mal combinados, el estómago se adapta canalizando hacia otras funciones una energía que normalmente se utilizaría durante la digestión.

Para gozar de una buena salud, el estómago y los intestinos no deberían trabajar simultáneamente, sino uno a continuación del otro. Pero, cómo lograr esto, a menos que dejemos el espacio de tiempo suficiente entre las comidas y seamos realistas en cuanto a las cantidades que comemos en cada comida.

¿Por qué nos imponemos tantas incomodidades que van en contra del buen sentido común y el instinto natural? Porque somos animales sociales condicionados. Queremos formar parte del rebaño, ser aceptados completamente por la compañía que buscamos.

Habrá advertido que cuando una persona no bebe, ni come carne ni se queda de fiesta hasta tarde suele ser puesta en ridículo por los miembros de su círculo social llamándolo «aguafiestas» o «raro».

Frente a estas críticas, tendrá que animarse y seguir queriéndose a sí mismo y estar dispuesto a nadar contra corriente, alentado por la idea de que lo que está haciendo revertirá en su interés a largo plazo.

Créame, el camino a recorrer no es tan duro como le parece. Día a día, se sentirá mucho mejor que aquellos que se abandonan.

Tristemente hay muy pocos de nosotros que, de jóvenes, tenemos la voluntad y la determinación de actuar de este modo hasta que ponemos el pretexto de la enfermedad. Así pues, estamos dispuestos a pagar el precio de una mala salud para que nos acepten.

Espero que los tiempos estén cambiando y que cada vez más gente joven se dé cuenta de que el precio que están pagando es demasiado elevado. El coste real de la sanidad está obligando finalmente a aquellos en el poder a considerar desde una perspectiva crítica a la tercera edad con sus enfermedades crónicas. Se preguntan si «no puede cambiarse esto».

Reflexione sobre ello. Su cuerpo le necesita. Le necesita para que le nutra y le cuide durante toda la vida y no precisamente cuando finalmente parezca rendirse.

Cómo comer

Como ya he dicho anteriormente, asistimos a un cambio gradual en las actitudes. El arte del buen comer gracias a *Combinar alimentos* empieza a ser reconocido, lo que también explica porqué usted está leyendo este libro. Si alimenta su cuerpo de forma apropiada, proporcionándole las cantidades adecuadas y a intervalos convenientes, podemos generar salud y vigor y evitar la obesidad, la intoxicación, la flatulencia, la acedía y enfermedades a largo plazo.

La primera regla es bien sencilla. *¡Coma sólo cuando sienta hambre!*

Si no experimenta hambre incluso después de haber dejado de tomar algunas comidas o después de haber tomado comidas ligeras durante unos días, es probable que necesite someterse a un tratamiento de desintoxicación (véase capítulo 8). Si éste es el caso, consulte a un facultativo experto en naturopatía y desintoxicaciones.

Cuando el organismo necesite alimento, hará señales de este hecho y no mediante un dolor excesivo, irritabilidad o convulsiones. El hambre verdadera es una sensación placentera; las glándulas salivares liberan jugos en la boca y usted sentirá ilusión y emoción con sólo pensar en comida.

Si ha pasado su vida comiendo alimentos refinados y tratados cabe dudar si alguna vez ha pasado verdadera hambre. Ello es debido a que los alimentos tratados crean adicción y privan al organismo de una auténtica nutrición.

El hambre verdadera es un estado grato y agradable que le alerta de la necesidad de alimentos. Si no puede comer porque no dispone de alimentos, la sensación desaparecerá hasta un momento más oportuno.

¿Por qué no experimenta consigo mismo? Tal vez dos comidas al día sea lo apropiado para usted, con un zumo de frutas o vegetales de desayuno. Si le apetece hacer una cena copiosa, hágalo lo más temprano posible. Olvídese de la costumbre de «comer tarde». Puede resultar grato cenar tarde por la noche, pero es su salud lo que está en juego.

En cuanto se sienta satisfecho, no siga comiendo. Coma lo justo para satisfacer su apetito de verdadero hambre. Deje comida en su plato si es necesario. Somos afortunados de disponer de comida en abundancia, no se sobrealimente simplemente porque tenga remordimientos de conciencia por todos aquellos que en el continente asiático tan sólo tienen un puñado de arroz con que sobrevivir. La sobrealimentación no les ayudaría y, además, un hecho más importante es que haría de usted un individuo tan improductivo que le impediría tener buenas ideas para mejorar este mundo de manera que pudiéramos comer bien todos.

Cuando tenga indigestión, tome una infusión de hierbas y resígnese a la indisposición. Después prométase a sí mismo que no volverá a abusar de su estómago. El bicarbonato sódico es una cura a corto plazo y resulta muy perjudicial para su salud a la larga. Utilice una bolsa de agua caliente si tienen dolor de estómago. El calor le ayudará a contrarrestar el malestar.

Túmbese y descanse. Cualquier actividad supone un esfuerzo mayor para el organismo cuando padece. Deje que el cuerpo reaccione al problema lo más rápido posible. Y eso no lo conseguirá si usted no deja de moverse.

No coma la siguiente comida después de una indigestión. Deje que el estómago y los intestinos acaben de tratar los alimentos y, entonces, descanse antes de llevarse el siguiente bocado a la boca.

8. Desintoxicación

En Hopewood, a medida que iniciamos las personas en las pautas de *Combinar alimentos*, les sugerimos que se «purguen» o «desintoxiquen» en primer lugar. Éste es un proceso vital y necesario que debe realizarse paralelamente con los cambios dietéticos debido a que, de este modo, ello nos permite eliminar las toxinas que se han acumulado en nuestro organismo y podemos comenzar de nuevo «limpios».

Nuestro organismo se desintoxica internamente y de forma natural todos los días. Sin embargo, para muchas personas el volumen total de toxinas que ingieren y respiran supera su capacidad para eliminarlas. Éste es un problema característico de aquellas personas sometidas a un gran estrés y que no practican ejercicio regularmente.

Es fácil comprobar si su organismo sufre intoxicación o acidez:

- ¿Se suele encontrar bajo de energía?
- ¿Se levanta con la lengua áspera o un sabor a metálico en la boca?
- ¿Suele tener dolor de cabeza?
- ¿Tiene un color de tez pálido?
- ¿Tiene el cabello seco o deslucido?
- ¿Tiene dolores musculares o molestias en las articulaciones?

◈ ¿No deja de tener problemas de sobrepeso, aunque se prive de comer?

Si su organismo se halla muy intoxicado o presenta elevados noiveles de acidez, se encuentra constantemente cansado y acusa una tendencia a la depresión, necesitará hasta dos semanas para una desintoxicación, además de introducir cambios en la dieta, para eliminar todas las toxinas de su castigado organismo.

Parece que la preocupación para someterse a una desintoxicación se ha puesto de moda desde que se nos advierte de la creciente contaminación del aire que respiramos, el agua que bebemos, los alimentos que comemos y el resultado de la cada vez mayor cantidad de medicamentos que tomamos. Tal vez la desintoxicación de nuestro organismo es el único modo de aportar algo al medio ambiente, ya que, según las hipótesis de algunos, si nos desintoxicamos nosotros mismos, llevaremos el proceso a buen término en relación al entorno y viceversa.

Se afirma que el organismo es un mecanismo resistente y adaptable. Si esto es cierto, realizar una desintoxicación periódicamente es como reponer el aceite y engrasar un coche. Ello lo conservará en buen funcionamiento durante un mayor periodo de tiempo.

El principio de la desintoxicación está basado en la teoría que postula que si al cuerpo se le permite descansar, desintoxicarse y rejuvenecerse, entonces tiene una oportunidad de eliminar las substancias químicas de deshecho y otros minerales extraños y perjudiciales que se acumulan en las células, los órganos y la sangre. Si se eliminan estas substancias nocivas con cierta frecuencia, se formarán pocas toxinas.

Muchos médicos argumentan en la actualidad que la formación de substancias residuales reduce la capacidad del organismo de mantenerse sano. Las toxinas pueden afectar a nuestro sistema inmunológico, el aparato respiratorio, el sistema linfático y todos aquellos sistemas que nos permiten gozar de una buena salud. Cuando nuestra salud se ve afectada de forma negativa, se reduce el potencial del organismo para prevenir enfermedades graves, crónicas y degenerativas.

Realizar una desintoxicación o ayunar no son ideas nuevas. Durante siglos, han sido practicadas por grupos religiosos y por personas que creen que privarse de alimentos un día o dos les proporciona un pensamiento más lúcido y un estado físico más sano y más activo.

Así pues, ¿cuál es la diferencia entre una desintoxicación y el ayuno? Apenas la hay, aunque sí en la terminología moderna. Realizar un programa de desintoxicación significa que el cuerpo está limpiándose gracias a comidas ligeras y zumos. El ayuno, tradicionalmente, significa abstenerse de todo alimento durante un periodo de tiempo en el que sólo se bebe agua.

El grado de desintoxicación puede variar según el consumo de alimentos. Ayunar tomando solo agua propicia normalmente el mayor grado de desintoxicación. Hacer dieta a base de zumos y/o comidas ligeras adecuadamente combinadas sin proteínas o féculas muy concentradas también facilita la desintoxicación.

Como regla general, cuanto más estricto el tratamiento, con mayor intensidad se desintoxicará la persona por dentro. Pero tenga en cuenta una advertencia: no debería nunca pensar en hacer un programa de desintoxicación intenso sin consultar previamente un médico con experiencia en el control de este tipo de tratamientos. Así mismo, es mejor que siga el programa de desintoxicación fuera de su rutina diaria, preferentemente donde pueda descansar por completo.

En el Centro de Salud Hopewood, donde la desintoxicación es una parte vital de nuestro programa de salud, ofrecemos tratamientos de desintoxicación a base de zumos y comidas ligeras, así como tratamientos de desintoxicación con agua. He descubierto, que la mayoría de personas que no se hallan familiarizadas con la idea de olvidarse de la comida durante varios días para que el cuerpo descanse y rejuvenezca parecen considerar el tratamiento de zumos y comidas ligeras como una introducción cómoda al concepto de desintoxicación.

Después de haber seguido de cerca a miles y miles de personas sometidas a tratamientos de desintoxicación, parece que hoy en día la gente es menos capaz de tolerar los intensos tratamientos de desintoxicación porque tenemos unos niveles de toxinas más elevados que eliminar.

En Hopewood, preparamos nuestros pacientes para la desintoxicación, sirviéndoles frutas y hortalizas convenientemente combinadas. Su última comida sólida suele ser fruta sólo. Como ya he dicho en capítulos anteriores, la fruta es fácilmente digerida y atraviesa rápidamente el organismo.

A la mañana siguiente el cuerpo se siente reposado y dispuesto a empezar el tratamiento de desintoxicación más enérgico. Se sirven cinco vasos de zumo de mediano o bastante espesor al día a intervalos de tres horas desde las ocho de la mañana a las ocho de la noche. Los zumos varían según las recomendaciones de los médicos. Si la persona tiene problemas digestivos y prefiere no tomar zumos fuertes, como el de naranja o pomelo, pueden escoger zumos más suaves de manzana o melón. También se sirven zumos de clorofila y vegetales durante el día, de modo que el tratamiento de los cinco zumos sea variado y complementario.

Mientras el organismo sólo recibe zumos, comienza a desempeñar sus funciones de limpieza. Durante el proceso digestivo no se invierte energía. Los zumos atraviesan muy rápido el aparato digestivo dejando al organismo que utilice sus reservas de toxinas almacenadas en los tejidos adiposos, normalmente en las piernas y cintura.

El organismo es una máquina muy eficiente. Se regenera rápidamente si se le da la oportunidad. Debe de haber comprobado qué rápido puede curarse una quemadura o un furúnculo cuando no padece ninguna infección y su cuerpo disfruta de una buena salud. En el caso contrario, observe las dificultades que tiene el cuerpo para curar una herida cuando está agotado, exhausto y librando una batalla contra una infección.

El cuerpo ansía un cuidado y un cariño para poder desempeñar bien sus funciones.

Durante el primer día a base de zumos, las personas que están muy intoxicadas suelen dormir mucho, encuentran que han perdido todo apetito y acusan un intenso dolor de cabeza debido a la «abstinencia de cafeína».

Para aquellos que llevan a cabo su preparación de forma correcta, comiendo mucha fruta y hortalizas frescas y reduciendo su consumo de té y café, el síndrome de abstinencia disminuye considerablemente.

Toda molestia es debida simplemente a la reacción del organismo a un estimulante que está acostumbrado a consumir a diario, la cafeína. Si ha venido tomando de ocho a diez tazas de café al día, puede que el dolor de cabeza persista dos días. Vale la pena resistir, ya que una vez haya superado esta fase inicial empezará a sentirse magníficamente y con más energía.

Un alivio natural a cualquier indisposición consiste en tumbarse con una bolsa de agua caliente detrás de la nuca y las rodillas y una toalla fría sobre las sienes. El tratamiento de calor y frío abre y estrecha las venas y resulta de gran ayuda para los dolores de cabeza.

Es lógico que si ha estado suministrando substancias tóxicas a su cuerpo de forma regular se sienta enfermo mientras descarga estas toxinas. No se preocupe, se trata de una sensación de letargo y de una enfermedad imprecisa temporal. Los zumos trabajan rápido y continúan proporcionando un sustento mientras limpian nuestro organismo. Y lo más alentador es que, como resultado de la desintoxicación, recobrará una sensación de bienestar y de vitalidad que puede que no sintiera hace años.

Algunas personas afirman que no pueden recordar haber estado tan bien. Por regla general, la primera cura de desintoxicación es la más dura. A partir de entonces, los sucesivos tratamientos de desintoxicación resultan más fáciles, sobre todo, si introduce cambios en su rutina de vida a fin de mejorar su estilo de vida.

La desintoxicación mediante agua se basa en el mismo principio y para algunos (principalmente para aquellos con serios problemas de sobrepeso) resulta más satisfactorio saber que su cuerpo no necesita realizar ningún proceso digestivo, mientras sigue la desintoxicación. De hecho, se le anima para que beba tanta agua como quiera mientras no exige ningún tipo de esfuerzo al estómago.

Una vez haya finalizado el proceso inicial de la desintoxicación, se sentirá ligero y con más energía. Pero no tendrá esta sensación por mucho tiempo cada día, lo que explica por qué aquellos que se encuentran realizando tratamientos de «desintoxicación» no deben hacer nada demasiado agotador durante mucho rato.

La desintoxicación tiene lugar no sólo a través de los riñones y los intestinos, sino también a través de otras partes del organismo encargadas de ayudar en la eliminación. La piel es el órgano de eliminación más grande que tenemos y gran cantidad de las toxinas son excretadas a través de la piel. Piense en lo inteligente que es el cuerpo. Se deshace de las toxinas regularmente, si es necesario, cuando como consecuencia de un sistema inmunológico bajo de defensas coge un resfriado, dando lugar a fiebre gracias a la cual exuda las toxinas a través de los poros cutáneos.

Durante un tratamiento de desintoxicación, se le estimula para que utilice la piel y ayude así al cuerpo a eliminar las toxinas por sí mismo. Al principio, notará el resfriado fácilmente mientras el organismo utiliza la sangre internamente para acelerar el proceso de desintoxicación. Tómese un baño caliente diario, manténgase abrigado y descanse. Se aliviará pronto.

Frotar la piel en seco es otro método de acelerar la eliminación de las toxinas a través de la capa cutánea. Este método de desintoxicación requiere un cepillo de púas vegetal con el que se frota todo el cuerpo con movimientos suaves y regulares. La piel enrojece cuando la sangre es estimulada en la superficie de la piel, pero esto desaparece pronto. Frotar la piel en seco es, así mismo, un modo estupendo para conseguir que la circulación sanguínea llegue a las zonas con problemas de celulitis en la parte superior de las piernas. Permite que la sangre acceda a las zonas de «piel de naranja» y rompa la estructura de los depósitos adiposos.

Puede ser que tenga hinchazón de vientre o flatulencias durante los primeros días de la desintoxicación, pero también se le pasará. Es posible también que el cuerpo acuse evacuaciones intestinales más líquidas. No debe preocuparse por ello. Los zumos de fruta o el agua simplemente están depurando la materia fecal de las paredes intestinales y evacuándola del organismo. Sin embargo, es más probable que experimente inactividad intestinal.

Algunos empezarán a moquear. De nuevo éste es un modo de que dispone el organismo para eliminar toxinas. Cuando note que la membrana mucosa empieza a desprenderse, se trata sencillamente de que su organismo está eliminando toxinas que se han acumulado en exceso.

Cuánto tiempo necesita para una desintoxicación

Probablemente se esté preguntando cuánto tiempo requiere un tratamiento de desintoxicación. Ello depende de su estado de salud, edad y vitalidad, lo cual no significa que si es mayor haya acumulado toxinas durante más tiempo que una persona joven y que por ello necesite semanas para evacuar las toxinas.

El tiempo que requiere para realizar una desintoxicación depende de su estilo de vida y de cómo se sienta. Si usted a modificado sus hábitos dietéticos y sólo se siente cansado y débil, en este caso, probablemente no necesite más que quedarse a dieta de zumos durante tres o cuatro días para descansar y sentirse renovado.

En el supuesto de que sólo necesite una desintoxicación de corta duración, lo más probable es que no experimente muchos efectos secundarios y recupere su energía con bastante rapidez durante el periodo de desintoxicación.

Si ha llevado una vida despreocupada, comiendo grasas, féculas y proteínas a la vez en una misma comida, tiene problemas de obesidad, se halla constantemente cansado y falto de energía, si padece una enfermedad que respondería a un tratamiento basado en la nutrición, entonces necesita de una a dos semanas a base de zumos, o incluso un tratamiento de agua durante varios días, tras los cuales volverá a comer, primero zumos y luego ensaladas ligeras y frutas.

Cualquiera que sea el tratamiento, debe recordar que si sigue un programa de desintoxicación a base de zumos o agua, el número de días durante los cuales no ingiere alimentos debe ser idéntico al número de días que emplee en volver al modelo dietético habitual. Cambiar bruscamente de una desintoxicación a comidas pesadas inmediatamente después puede resultar perjudicial para su aparato digestivo, que ha estado en reposo y desintoxicándose. Necesita adaptarse a los alimentos de forma gradual mediante comidas ligeras a base de frutas frescas y verduras al vapor y ensaladas. Es recomendable esperar incluso algunos días más antes de tomar las pesadas proteínas y grasas que contiene la carne.

Desde este momento, para mantener esa nueva sensación de vitalidad y bienestar, debe estar dispuesto a comer fruta cada mañana con el estómago vacío, y durante el resto del día seguir las pautas de *Combinar alimentos*, tomando féculas, grasas y carbohidratos en una comida y sus proteínas y verduras en otra.

Tenga en cuanta que siempre que modifique sus hábitos dietéticos, su organismo necesita un periodo de adaptación. Esta adaptación puede dejarle indispuesto al principio. Se trata solo de un malestar temporal. El cuerpo debe aprender a aceptar los buenos hábitos dietéticos del mismo modo que aprendió a encajar sus malas costumbres alimentarias. Y probablemente necesite meses o incluso años para eliminar buena parte de las toxinas de su organismo. Pero le garantizo que al cabo de unos días empezará a perder peso y se sentirá más dinámico y con mucha más energía.

Muchas veces he oído en Hopewood que dos semanas de reposo y un tratamiento de desintoxicación dan mejores resultados que cualquier mes de vacaciones. Ello es debido a que durante las vacaciones está relajado, deja de tener estrés y duerme bien. En Hopewood también se está desintoxicando y la combinación de las tres resulta un factor rejuvenecedor muy potente.

9. Perder peso: una sensación estupenda

Éste es uno de los mejores beneficios del estilo de vida que le propone *Combinar alimentos*. Su cuerpo va adquiriendo su peso ideal de forma uniforme y paulatina. En algunas personas los michelines son eliminados cual exceso de equipaje.

También en este aspecto hay numerosas buenas razones que explican por qué *Combinar alimentos* tiene tanto éxito allí donde tantas dietas acaban fracasando.

Para empezar, usted comerá la misma cantidad de alimentos, pero con menos calorías. Por citar algunos ejemplos: un plato lleno de pasta con salsa de espinacas tiene la mitad de calorías que pasta a la boloñesa con carne. El muesli con zumo de pera o de manzana engorda mucho menos que tomándolo con leche o leche de soja. Las judías de soja cocidas con salsa de tomate y servidas con tofu o calabacín tienen muchas menos calorías que una tostada de judías cocidas y llenan de igual modo. El pollo servido con una guarnición de verduras cocidas ligeramente al vapor satisfacen el apetito más voraz y son mucho menos calóricos que el plato tradicional de un bistec con patatas o arroz con verduras.

Puede complementar sus platos con bróculi, judías verdes, mazorca de maíz, espárragos, col, coles de Bruselas: todas estas verduras no engordan. De hecho, algunas hortalizas, como las coles de Bruselas, la col, el calabacín, el apio, los tomates y los espárragos (véase la lista completa del capítulo 19) contienen tan pocas calorías que puede comer de ellas prácticamente tanto como le apetezca.

Considere la siguiente comparación. Una taza y media de coliflor contiene 42 calorías; una taza de zanahorias, 45 calorías; una taza de col verde solo contiene 110 calorías; una taza de coles de Bruselas no llega a las 50 calorías. Por otro lado, un cuarto de pollo pequeño asado o a la parrilla con piel contiene 85 calorías. Una chuleta de cordero del cual se haya apartado la grasa equivale a 205 calorías, con grasa es una bomba de colesterol de 500 calorías. Y una salchicha más o menos grande contiene alrededor de 170 calorías, mientras que una loncha de jamón varía de 45 a 80 calorías.

Existe, pues, una razón absolutamente fundamental por la que usted adelgaza con tanta facilidad y satisfacción siguiendo el método dietético de *Combinar alimentos*. Gracias a la mejora en la digestión, su organismo asimila ahora (tal vez por primera vez desde hacía años) todos los minerales, vitaminas, nutrientes y aminoácidos que necesita para regenerar las células y para mantener el metabolismo en correcto funcionamiento. Como experto en aminoácidos, el doctor Sean Goss destaca que «probablemente usted haya comido muchos alimentos, pero muy pocos habrán llegado a su objetivo».

Nuestro organismo parece gozar de una inteligencia innata. Privado de los nutrientes y de los aminoácidos esenciales por la pobre segregación de jugos gástricos, el centro de control del apetito de nuestro cerebro se pone en «alerta roja». Un mensaje parpadea en nuestro metabolismo: «come más comida cuanto antes». Se notan punzadas de hambre, algunas veces casi inmediatamente después de una comida completa y, de este modo, nos vemos obligados a continuar comiendo más y más sin llegar a estar satisfechos.

Para la mayoría de nosotros, una actividad enzimática mínima implica tener sensación de hambre constante y la urgencia de comer de más. Cuando trabajan de forma apropiada, las enzimas digestivas constituyen unos potentes catalizadores que hacen que cada bocado de alimento sea más satisfactorio para las punzadas de hambre.

Después de una dieta, su organismo se halla aún más falto de los alientos esenciales. Ésta es la razón, por la que tantos de nosotros acabamos desesperados hartándonos en un atracón y comemos algo como una crujiente barra de pan o una caja entera de bombones. Luego nos abocamos al miserable ciclo de odiarnos a nosotros mismos, ponernos otra vez a dieta y darnos un nuevo atracón. En cualquier caso, las dietas no parecen funcionar. Suelen ser tratamientos de privación que la gente sigue durante un periodo limitado de tiempo. Una vez han alcanzado el peso que se habían propuesto como objetivo (o cuando ya no pueden soportarlo más), vuelven a los mismos alimentos y el estilo de vida que fueron la causa de los problemas iniciales. Lo que sugiero en este libro es un cambio permanente y agradable de nuestro modo de vida que nos permitiría mantener un cuerpo delgado y sano.

Como ya hemos visto, cuando tomamos proteínas al mismo tiempo que féculas, aquéllas pueden asentarse en el estómago durante ocho horas y necesitar veinte horas para atravesar los intestinos. Según nuestro hábito normal de tres comidas diarias, los alimentos todavía están esperando a ser digeridos cuando se toma la siguiente comida. Es probable que los alimentos empiecen a descomponerse (lo cual no es una idea muy agradable), de modo que se genera una carga tóxica que le mantendrá con sobrepeso.

A causa de que el periodo de digestión es mucho más largo sin practicar *Combinar alimentos*, los alimentos se asientan en su estómago durante todo el día y no son digeridos correctamente. El doctor Herbert M. Shelton, que ha investigado el método de *Combinar alimentos* durante más de cuarenta años, ha calculado que una comida pesada y mal combinada podría necesitar hasta diez horas para abandonar el estómago.

Todo aquel que padezca de indigestión, acedía, o gases y flatulencias debería saber que los alimentos están fermentando o descomponiéndose en el aparato digestivo. Y como quiera que se venden millones de envases de bicarbonato sódico en los países occidentales, ello es debido a que un elevado porcentaje de nosotros está experimentando estos síntomas.

Debido a que los alimentos tampoco se digieren bien, muchos tienen que recurrir también a laxantes.

Ronald A. Butterworth, dietista experto en adelgazamiento, afirma que, con varias comidas bajo el cinturón a la espera de su digestión, sólo el contenido en el colón puede corresponder a unos tres kilogramos y medio de peso. Ésta es la razón por la cual el primer consejo que da a quienes acuden a él para aprender a comer bien es deshacerse de la báscula. Explica que, dada esta circunstancia, es inútil pesarse en la báscula por las mañanas para comprobar con un suspiro que se han perdido o recuperado uno o dos kilos.

Es una idea desconcertante si pensamos en ello detenidamente. En realidad, podemos llevar alrededor de más de tres kilos de alimentos que no se han acabado de digerir a la espera de su eliminación. No es de extrañar que sea difícil conseguir tener un vientre liso si se ve sobrecargado por semejante lastre.

Las toxinas también son la causa del constante peso excesivo que acusa el pequeño porcentaje de personas que se quejan, con razón, porque comen muy poco. Los alimentos que toman permanecen durante largo tiempo en el aparato digestivo y acaban formando grasa debida a la extrema lentitud del metabolismo.

Además, parece que nuestro organismo nos protege de las toxinas grasas solubles almacenándolas en células rodeadas por tejido adiposo. De aquí el problema de la celulitis que experimentan tantas mujeres que se alimentan de la dieta occidental.

Gracias a *Combinar alimentos*, tal vez por vez primera, perder peso se convierta en un placer.

10. La necesidad de estar activo

Combinar y comer alimentos de calidad resulta mucho más eficaz si además practica algún tipo de actividad física. Salud y energía son sinónimos porque las personas con energía gozan de buena salud. Ello es debido a que la actividad (obsérvese que he evitado utilizar la temida palabra ejercicio) es vital para la salud de los huesos, los músculos y, principalmente, para los músculos cardíacos.

Todo su organismo funciona mejor cuando se halla en buena forma. También gana en autoestima y en estado físico. Una buena dieta y ejercicio se complementan. Por ejemplo, es menos probable que coma según que cosas cuando es consciente de su salud física y bienestar. En el caso contrario, cuando se halla abrumado y bajo de moral, es más probable que adopte hábitos «destructivos».

Con frecuencia le habrán dicho que debe hacer ejercicio. Es el caso del niño rebelde. Si se lo han repetido demasiadas veces, el niño se rebela y, deliberadamente, hace lo contrario.

Lo que sugiero en este capítulo es algún tipo de actividad como caminar a paso ligero, saltar en un mini trampolín en casa, ir en bici, nadar, correr, cualquier ejercicio que le haga sudar y elevar sus pulsaciones. Sería idóneo que pensará en algún ejercicio que sea de su agrado, que aumente sus pulsaciones durante al menos veinte minutos a un buen nivel de entrenamiento sin abusar y que pueda practicar al menos tres veces a la semana.

Consulte a su médico si ha sufrido problemas cardiovasculares o de circulación o si tiene sus reservas acerca de su capacidad para realizar un programa de ejercicio. A continuación, escoja un ejercicio que le apetezca practicar.

Resulta saludable combinar ejercicios de aeróbic como actividades tales como el yoga, Tai chi o ejercicios de relajación. Estas actividades armonizan bien nuestros componentes físico y psíquico. Cualquiera que sea la actividad que le atraiga, practíquela regularmente.

Cuanto más ejercicio hagan sus músculos, en mayor medida permite que los nutrientes vitales que ha ingerido circulen por su organismo y se eliminen las toxinas. Si aumenta la nutrición, incrementará su vitalidad.

Se calcula que nuestro cuerpo tiene alrededor de seiscientos músculos que necesitan cada uno de ellos ejercicio regular. Si no me cree, realice algún ejercicio que no ha practicado hace años, como esquí acuático o juegue a tenis. Al día siguiente se sentirá rígido y tendrá agujetas: se dará cuenta de que ha utilizado músculos de los que probablemente ignoraba su existencia.

Nuestra masa muscular supone en cuanto a peso la mayor parte de nuestro cuerpo (cuarenta/cincuenta por ciento). Si no les dedica atención, los músculos se atrofian y todas las funciones que dependen de ellos se ven mermadas. Si ha permanecido todo un mes en cama, experimentará un atrofiación de sus músculos. Esta simple experiencia debería convencerle de la importancia que tiene para su salud algún tipo de actividad y, sobre todo, para su estado de ánimo y bienestar.

Si la palabra ejercicio no le hace mucha gracia, como es el caso de muchos, considere el ejercicio como una función del organismo. La actividad muscular es, en realidad, un modo de estimular la sangre y la linfa a través de los tejidos. El músculo que realiza ejercicio necesita más sangre, lo que explica por qué la actividad proporciona automáticamente un aumento de la circulación. La contracción del músculo expulsa la sangre, mientras que en la relajación la sangre puede volver a fluir en él.

Una fuerte respiración pulmonar también permite aumentar las contracciones musculares, incrementando, de este modo, el caudal de riego sanguíneo y linfático.

La sangre es bombeada por el corazón, pero tal es la interrelación entre el corazón y la sangre que la acumulación de sangre en las aurículas del corazón es la que da lugar a sus pulsaciones. Si nunca desarrollamos la suficiente actividad como para crear un riego sanguíneo rápido a través del corazón, se vuelve más débil y su fuerza y tamaño disminuyen. Todas las partes del cuerpo están relacionadas en sus actividades con el resto. En ningún otro caso esto se pone más de manifiesto que en el aparato circulatorio cuando el cuerpo se halla activo.

Nuestro organismo se concibió para estar en constante actividad. Y, de hecho, da el mejor resultado cuando lo ejercitamos con regularidad. Los movimientos usuales de nuestra vida cotidiana no constituyen el ejercicio suficiente para sus músculos. Incluso a un albañil le hace falta hacer ejercicio, porque no utiliza todos sus músculos en su trabajo. Las actividades desarrolladas en el trabajo no siempre aumentan el número de pulsaciones a un nivel suficientemente alto, durante el tiempo conveniente para que nos reporte beneficios reales. Ésta es la razón por la cual puede encontrar muchos albañiles de fuerte complexión, pero no se hallan en buen estado físico o no gozan de buena salud. A medida que nuestro trabajo se especializa más, utilizamos menos nuestros músculos.

Los músculos sólo presentan dos acciones: contracción y relajación. Así de sencillo. El ejercicio o la actividad consiste en alternar la contracción y la relajación de los músculos. No necesita correr una maratón o acabar exhausto tras una hora de ejercicios de aeróbic. El cuerpo no agradece que le impongan un esfuerzo excesivo. Al contrario, debe ir incrementando su programa de ejercicios día a día de modo que el aumento de ejercicio se convierta en un placer, algo que usted y su cuerpo anhela y necesita, incluso implora mientras gana en salud.

De hecho, a medida que nota que su estado de salud mejora gracias a *Combinar alimentos* no me sorprendería que, de repente, usted se sintiera más activo sin que lo tuviera previsto con anterioridad. Esto es lo que ocurre cuando el cuerpo se siente bien: estimula el movimiento. Cuando se encuentra enfermo, favorece la inactividad a fin de que sus esfuerzos no se desvíen hacia otras acciones mientras se cura.

No se sienta culpable si en la actualidad su vida no se ve precisamente caracterizada por una gran actividad. Preocúpese de su dieta y deje que la actividad venga sola a partir de esto. En otras palabras, tome conciencia de que no podrá gozar de una buena salud sin actividad.

Intente hacer algún tipo de ejercicio por la mañana temprano. Es el momento en que su cuerpo se siente descansado, cuando su estómago está vacío y el aire es más fresco. Aspire aire profundamente y resérvese tiempo para ejercitar sus músculos.

El aspecto que cabe recordar a medida que su cuerpo va ganando en salud y optimismo es que está procurando infundir nuevas fuerzas a su cuerpo y que el ejercicio es tan importante como una buena dieta.

11. Agua: con precaución

Nos han educado en la creencia de que beber suficiente agua es esencial para gozar de una buena salud y vitalidad. Y si usted está dispuesto a crear sus reservas de energía con las pautas de *Combinar alimentos*, también debería prestar atención a su consumo de líquidos.

La cuestión es ¿qué cantidad de agua es suficiente?

La respuesta lógica es beber tanto como sea necesario para saciar su sed. La naturaleza nos ha dotado del indicador perfecto, pero la mayoría lo tiene distorsionado en cierta medida debido a que comemos alimentos salados, muy dulces, especias, condimentos, platos con mucha grasas así como otra suerte de alimentos muy concentrados que no producen verdaderos indicadores de sed, sino más bien irritaciones en la boca y el estómago.

¿Qué cabe decir del café, el té y el vino? Desafortunadamente, constituyen agentes deshidratantes naturales que reducen las reservas de agua del organismo.

El agua no contentará esta clase de sed. Simplemente debilitará los jugos digestivos y obstaculizará la digestión, haciendo más daño que bien. Si insiste en comer y beber este tipo de productos que le hacen sentirse «sediento», beba a sorbos lentamente medio vaso de agua, no haga caso de su ansiedad, se le pasará.

En contraste, las personas que comen más frutas y hortalizas frescas obtienen más agua de los alimentos que aquellas personas que comen mucha comida tratada que no contiene jugos naturales, y, por esta razón, tienen menos sed.

Hasta hace poco, prevalecía una «regla empírica» de aceptación general, según la cual la cantidad óptima de agua a consumir era de seis a ocho vasos al día. Hoy los expertos cuestionan esta afirmación.

«Al fin y al cabo», afirma el doctor Abram Hoffer, «la cantidad de agua que un hombre de 95 kilos necesita diferirá de la que precisa una mujer de 55 kilos. Se trata de una cuestión de encontrar la dosis más adecuada para cada uno.»

El doctor Hoffer es un investigador extraordinario: médico, psiquiatra, dietético y científico en biología ortomolecular, fue uno de los responsables de introducir los «vagones de agua» en los hospitales canadienses. Suele abrir sus ponencias con esta curiosa afirmación: «Antes de empezar, quisiera decirles que no recordarán mucho de lo que diga porque la mayoría de ustedes no habrá bebido suficiente agua.» Se produce una breve pausa mientras los delegados se precipitan sobre las fuentes de agua. A continuación, el doctor Hoffer prosigue su conferencia y explica que sin la suficiente cantidad diaria de agua, las células del cerebro empiezan a envejecer y tanto la memoria a corto como a largo plazo se ven afectadas.

En los hospitales canadienses los médicos han observado una considerable mejora en muchos enfermos mentales y especialmente en ancianos a los que se les había diagnosticado demencia senil, cuando empezaron a beber más agua. Al parecer, las células cerebrales tienen una asombrosa capacidad para recuperarse gracia al agua.

Creo que no me equivoco si digo que la mayoría de nosotros no bebe suficiente agua. No obstante, evite beber durante las comidas. Éste es un aspecto importante. Mientras toma alimentos, gran cantidad de jugos gástricos se generan en su estómago. Si bebe agua u otros líquidos al mismo tiempo, los jugos digestivos se diluyen y no pueden actuar con eficacia. El agua recorre el estómago relativamente rápido y arrastra los jugos digestivos consigo. En ausencia de estos jugos, la digestión se retarda y le siguen la fermentación y la descomposición.

Beber y comer al mismo tiempo también produce «hinchazón» del vientre. Si trata el estómago de este modo durante años, puede desarrollar indigestión crónica, úlceras e incluso problemas más graves.

Además, cuando bebe durante una comida está suprimiendo la sensación de saciedad, de que ha comido suficiente. En consecuencia, tiende a comer en exceso. Un ejemplo clásico es beber cerveza con cacahuetes salados. Una acción estimula la otra, de modo que podría continuar tomando cerveza y cacahuetes mucho después de que su apetito haya sido saciado.

Beber agua quince minutos antes de la comida es aceptable; no obstante, otras bebidas contienen substancias disueltas que necesitan más tiempo para atravesar el aparato digestivo, por lo que deberían ser consumidas al menos media hora antes de la comida o preferentemente una hora antes.

Evite beber después de una comida mientras los alimentos se están digiriendo en el estómago. Una comida normal necesita entre tres y cuatro horas, así que espere al menos dos horas para su infusión de hierbas o su café de cereales.

¿Se pregunta que ocurre con la sopa? A menos de que sea muy espesa, la sopa es, en realidad, líquida y es mejor tomarla al menos una hora antes del plato principal.

Finalmente, recuerde que las bebidas muy calientes y muy frías dificultan la digestión. La temperatura óptima para la digestión es una próxima a la temperatura corporal. Tome bebidas frías y calientes cuando el estómago esté completamente o casi vacío.

¡El agua del grifo puede causar enfermedades!

Ahora que hemos presupuesto que probablemente todos necesitemos más agua y preferentemente fuera de las comidas, la cuestión es: ¿qué clase de agua? La respuesta es tajante: no agua del grifo.

Hechos basados en investigaciones revelan que el agua del grifo podría ser la causa de numerosas enfermedades y el envejecimiento prematuro. El agua de grifo contiene varias substancias «nocivas», incluso muy perjudiciales. Puede contener compuestos orgánicos de cloro, tales como pesticidas, subproductos desinfectantes y metales en cantidades superiores a los límites de seguridad establecidos.

En efecto, el agua de uso doméstico debe ser desinfectada para protegernos de los agentes patógenos que se forman en ella. El problema estriba en que el mayor purificador del agua, el cloro, destaca como uno de los riesgos principales para nuestra salud de nuestra época. El cloro es lo que confiere ese gusto áspero y acerbo al agua. Mata los gérmenes con gran eficacia. Pero desafortunadamente, el cloro también presenta algunos efectos secundarios que pueden nada menos que deteriorar nuestra salud.

Las autoridades que efectúan el suministro del agua potable modifican la dosis de cloro según la época del año, así como para contrarrestar diversas substancias tóxicas que se han introducido en las canalizaciones, como la contaminación de los pájaros en depósitos abiertos y filtraciones en tuberías con fugas. Así pues, se pueden dar algunos periodos de «elevada concentración de cloro». Desafortunadamente para algunas personas sensibles tomar un baño o ducharse durante un periodo de «elevada concentración de cloro» puede causar estragos en su sistema inmunológico durante días o semanas.

La lista de enfermedades que sólo el cloro puede causar debería obligarnos a hacernos inmediatamente con un filtro de agua o decidirnos por el agua mineral embotellada.

Un doctor de Sydney, Mark Donohoe, ha descubierto que los subproductos tóxicos del cloro presentes en el agua de grifo constituyen una de las causas principales del síndrome de fatiga crónica. Éste es un estado de difícil solución y muy debilitador que afecta a miles de hombres y mujeres. Los principales síntomas son fatiga persistente, independientemente de cuanto se descanse; dolores en las articulaciones, pérdida de memoria y depresión crónica. El doctor Donohoe asegura que es muy posible sufrir el síndrome de fatiga crónica y no percatarse de ello.

Los aspectos perjudiciales para la salud, del cloro, no se detienen aquí. En Nueva Jersey, Estados Unidos, el doctor Ronald Pataki ha coordinado una investigación y ha llegado a la conclusión de que la gravedad de las enfermedades cardiovasculares entre las personas por encima de los cincuenta años de edad está directamente relacionada con la cantidad de agua del grifo con cloro a la que estaban acostumbrados a tomar. El doctor Pataki descubrió que el agua con cloro destruye las vitaminas E y C. Debido a que la vitamina E es esencial para la salud del corazón y una buena circulación, esto constituye un ataque diario a nuestra salud. La vitamina C, naturalmente, es vital para cada función celular y para la resistencia a la enfermedad.

La vitamina C y el ajo son agentes naturales quelantes que se unen al cloro y materiales pesados como el plomo y el cobre y los excretan del organismo. Cerciórese de que no falte gran cantidad de estos nutrientes en su dieta bien combinada a base de frutas, hortalizas frescas, frutos secos y semillas.

Mantenerse joven y con mejor aspecto

Sin lugar a dudas, si se molesta en reservarse algo de agua filtrada o sin cloro para lavarse la cara, su piel adquirirá un color más radiante. Se ha demostrado que el cloro reacciona con la capa de lípidos natural de la piel para formar compuestos clorados tóxicos. Varios han sido los doctores que creen que una exposición regular al agua con cloro acelera el proceso de envejecimiento.

No le estoy sugiriendo, desde luego, que todos los indicios de envejecimiento se eliminarán en cuanto deje de utilizar agua del grifo. También deberá comer cantidades de alimentos recién cocinados o sin cocinar, compatibles y debidamente combinados, practicar las dosis adecuadas de ejercicio de calidad y descansar y encontrar la mejor manera de enfrentarse al estrés de la vida actual.

Sin embargo, pruebas realizadas en Francia revelan que pequeñas arrugas superficiales «aparecen» y, aparentemente, desaparecen gracias a la terapia de agua pura y una dieta sana y sencilla. Sus ojos recuperarán la chispa que tal vez no tenían hace años. En los jóvenes, el agua pura aplicada a su piel y tomada a diario demuestra que ayuda en estados problemáticos de la piel, como acné y eczemas.

Resulta cuanto menos curioso que dos culturas tan diferentes como la francesa y la japonesa hayan llegado a la misma conclusión: debe evitarse el agua con cloro a toda costa a fin de preservar una piel con aspecto joven. Y ese «agua pura» debe tomarse a diario y pulverizarse sobre la piel para mantenerse joven y en buena forma.

En Japón, el agua suele hallarse desclorada mediante una serie de productos filtrantes como los que tenemos en otros países; además ponen en práctica una curiosa tradición, según la cual colocan piedras volcánicas especiales durante ocho horas en un recipiente de agua. Las mujeres japonesas que trabajan duro a sus cuarenta años y se lavan la cara con esta agua tratada con estas piedras gozan, según dicen, de una piel tersa, extraordinariamente radiante y sin arrugas.

Un dermatólogo francés que ha trabajado con la compañía Evian realizando pruebas durante varios años ha llegado a la conclusión de que la piel se reseca y envejece prematuramente debido a la deshidratación (falta de agua) y a la falta de protección de los rayos ultravioletas del sol. Otro equipo dermatológico francés realizó un interesante descubrimiento: cuando no se bebe suficiente agua, especialmente las mujeres con dietas desequilibradas, la piel sufre en mayor medida. En una prueba sostuvieron que, en una dieta restringida de agua, la piel pierde un nueve por ciento de su contenido en agua tras ocho días, mientras que los músculos sólo pierden alrededor de un dos por ciento.

¿Es de extrañar que los que se ponen a dieta tienen un aspecto trasnochado?

¡El agua de grifo puede hacerle engordar!

No, no es una quimera afirmar que beber agua con cloro puede producir un aumento de peso. Como el cloro mata todas las bacterias con las que entra en contacto, también ataca la microflora vital y necesaria de nuestro organismo.

El cloro es un potente agente oxidante que destruye algunos enzimas, determinadas vitaminas y bacterias beneficiosas. Cuando éste predomina, nuestro equilibrio interno es destruido.

La investigadora norteamericana Natasha Trenev resume éste fenómeno brevemente: el agua del grifo contiene cloro y residuos de pesticidas, así como otras substancias químicas indeseables, cuya presencia es tan denunciada a menudo en los medios de comunicación. Puesto que el cloro se utiliza para matar bacterias perjudiciales, esta sustancia química también matará las bacterias beneficiosas de nuestro aparato digestivo.

Y cuando ello ocurre, se siente más hambriento. No hay duda que cuando sus enzimas digestiva y sus bacterias beneficiosas se van atacadas, las cantidades normales de alimentos no sacian ya las punzadas de hambre.

Al principio de este libro he hablado de la posibilidad de que usted no pueda tolerar alimentos crudos con todos sus excelentes beneficios si durante años a llevado a cabo una dieta a base de alimentos refinados y tratados, y que ahora es posible que notara como continúa comiendo mucho después de que la mayoría de personas haya dejado de hacerlo. Aparte de encontrase constantemente con sensación de hambre, es probable que tenga hinchazón de vientre e indigestión, lo que resulta muy incómodo.

Ello es debido, lógicamente, a que las enzimas digestivas alteradas y las bacterias beneficiosas y las que no lo son están causándole molestias. Si las bacterias beneficiosas han sido vencidas, se dan las condiciones idóneas para que tenga *candida albicans*, un hongo de crecimiento desmesurado que se apodera de su organismo y le causa muchas molestias.

Así pues, ¿cuál es la respuesta? Adquiera el mejor filtro de agua que pueda permitirse su bolsillo para eliminar todo el cloro, el flúor y los pesticidas. O compre agua pura de venta en establecimientos de alimentación natural.

Pero sobretodo, aprenda a beber agua pura.

Para obtener agua pura

Creo que a todos nos compensa obtener agua potable, de la cual se hayan eliminado todos los contaminantes, principalmente el flúor, el cloro y el aluminio. Esto puede conseguirse mediante la recogida de agua de lluvia que luego es filtrada al igual que lo hacemos en Hopewood; comprando agua purificada embotellada; o gracias a un filtro incorporado al grifo de su cocina.

El agua hervida no es aconsejable ya que durante los cinco minutos de hervor se matan las bacterias y los virus nocivos, se elimina la mayor parte del cloro, pero no tiene otro efecto sobre los fluoruros, el aluminio, los metales pesados u otras substancias en forma iónica más que su concentración y el empeoramiento del problema.

Si vive en la ciudad, el agua de lluvia está tan contaminada que es preferible beber agua del grifo. Pero en el campo, al menos a cincuenta kilómetros de las grandes ciudades (o de una autopista), es la mejor agua potable y la más económica. Tenga en cuenta, no obstante, que la pulverización aérea utilizada en agricultura puede contaminar los depósitos de agua de lluvia en el campo.

El agua purificada embotellada constituye un agua de alto grado de purificación, pero su coste puede ser un factor que le obligue a descartarla. Purificar su propio agua probablemente sea la solución, a largo plazo, más económica. Cabe considerar diferentes tipos de filtro de agua:

Los *filtros de carbono activado* eliminan olores, el cloro, residuos de pesticidas y varias substancias químicas orgánicas como el cloroformo. Su eficacia con respeto a los fluoruros y metales tóxicos no suele ser muy buena, aunque ello depende de la marca. Para que su funcionamiento sea óptimo debe reemplazarse el carbono activado con frecuencia para evitar la contaminación por bacterias.

Los *filtros matriciales de carbono y plata* están compuestos por carbono activado impregnado de plata para inhibir el crecimiento de bacterias. En los *filtros de resina con intercambio iónico o ionozados* el agua pasa a través de una columna de resina especial impregnada de iones cargados positiva o negativamente. En teoría, esto puede eliminar todo lo que el carbono activo no puede eliminar, es decir, metales tóxicos, nitratos y fluoruros.

Los *purificadores por osmosis inversa* contienen una gran superficie de membrana porosa que permite únicamente el paso de pequeñas moléculas, principalmente agua, y las impurezas interceptadas son evacuadas. Las unidades por osmosis inversa suelen ser caras, pero son las más eficaces en la eliminación de un abanico de impurezas.

Los *filtros cerámicos* contienen material cerámico provista de agujeros muy pequeños y pueden llevar plata o carbono. No eliminan todas las impurezas ni mucho menos los fluoruros.

Los *destiladores* eliminan la mayoría de las impurezas, incluyendo el flúor y el cloro, pero no todos los compuestos orgánicos como los pesticidas y los residuos de los detergentes. Los destiladores resultan caros, voluminosos, lentos y consumen mucha energía, de modo que su funcionamiento resulta bastante costoso.

12. Exuberante bioflora

Los alimentos que tomamos están formados por diferentes compuestos de compleja estructura. No obstante, estos compuestos no pueden introducirse en los procesos metabólicos del organismo en su forma originaria, sino que en primer lugar deben ser descompuestos en moléculas sencillas mediante la acción enzimática. A continuación, son absorbidos por el organismo a través de las paredes intestinales antes de que puedan ser metabolizados en la células para crear nuevo tejido o producir energía.

La absorción de las moléculas nutritivas empieza en el intestino delgado con la ayuda de miles de millones de bacterias, la flora bacteriana biológica o bioflora.

Además de preparar los nutrientes para su absorción, la bioflora cumple otro papel como primera línea de defensa del organismo frente a los microorganismos perjudiciales consumidos en los alimentos. Una capa de bioflora recubre las membranas mucosas de los intestinos formando una barrera que en condiciones óptimas no puede ser atravesada por los agentes patógenos.

Si se destruye la bioflora o se altera su equilibrio, los intestinos pueden dejar de funcionar bien, lo cual puede ser asociado con la irrupción de enfermedades como una baja resistencia a las infecciones, estreñimiento, diverticulitis, asma bronquial, alergia, enfermedades cardiovasculares y cáncer.

Las causas de estos trastornos podemos encontrarlas en las toxinas como la nicotina, el alcohol y la cafeína, en los antibióticos prescritos por receta médica o en forma de residuos presentes en nuestros alimentos, resultado de la tecnología agropecuaria actual, en otros fármacos y en una nutrición y unos hábitos dietéticos incorrectos.

Ya se ha expuesto con anterioridad los problemas enzimáticos que comporta la leche. Si la leche no se combina adecuadamente, ello también puede repercutir en la bioflora. Normalmente, el intestino delgado segrega la enzima lactasa que digiere el azúcar de la leche, la lactosa (un disacárido) y lo transforma en glucosa y galactosa (un monosacárido), que se absorbe fácilmente. Una segregación tardía e insuficiente de lactasa supone que gran parte de la lactosa sin digerir pasa al intestino grueso donde es fermentada por las bacterias residentes (que son diferentes a la presentes en el intestino delgado).

El ácido láctico y el gas que resulta de la fermentación causa flatulencia e incluso diarrea. El equilibrio de la bioflora en los intestinos también se ve alterado y la asimilación de los alimentos disminuye.

Según las pautas de Combinar alimentos, la leche debe ser consumida, en caso de hacerlo, sola, de modo que no produzca ningún retraso en la segregación de la lactasa. Sin embargo, es bastante común entre los adultos de alguna razas, como los japoneses, los filipinos o los negros, la falta o poca disponibilidad de lactasa, lo que reduce considerablemente la capacidad de digerir o asimilar productos lácteos.

El organismo humano contiene, por término medio, 1,6 kilogramos de bioflora, tanto «beneficiosa» como «patógena». Las bacterias beneficiosas más importantes son Lactobacillus acidophilus y Bifidobacteria.

Las Bifidobacteria constituyen la parte predominante de la bioflora de individuos sanos y residen principalmente en el intestino grueso. Acidifican el intestino, de modo que impiden que la Candida albicans cambie a su forma fúngica patógena, y ayudan en los movimientos peristálticos del intestino, moderando de este modo el estreñimiento. También ayudan al hígado en su función purificadora de la sangre y mejorando la síntesis de proteínas.

La bacteria *Lactobacillus acidophilus* reside en el intestino delgado y se halla, por lo tanto, antes de la *Bifidobacteria*. Produce acidofilina, un antibiótico natural que destruye algunos de los agentes patógenos más comunes.

Así mismo, contribuye a mantener la *Bifidobacteria* y a evitar *candidiasis*.

La *Lactobacillus acidophilus* parece ser el simbionte intestinal beneficioso más importante para aquellos que se alimentan de la dieta occidental rica en carne. No tolera bien vivir fuera del intestino humano, por lo que si se toman en suplementos, cabe asegurarse de que el acidófilo que contienen es todavía aprovechable. Algunos yogures y leches fermentadas hoy en día contienen acidófilos, pero es mejor consumirlos cuanto más frescos sea posible. Los suplementos directos deben conservarse en la nevera.

Además de la propia flora, puede existir otro tipo de bioflora beneficiosa transitoria en el aparato gastrointestinal. Las bacterias específicas dependerán de la dieta y de los otros factores derivados del estilo de vida. Una de estas bacterias es la *Lactobacillus bulgaricus*, presente en la mayoría de los yogures naturales. Otras se hallan en el chucrut, en el jugo de remolacha fermentado y, por la general, en todos los alimentos ricos en enzimas.

Enzimas

Las enzimas son sensibles a gran variedad de substancias químicas que pueden destruirlas fácilmente. Por esta razón, un gran número de medicamentos destruyen enzimas. Por ejemplo, la amilasa de la saliva se inactiva en presencia de ácidos, y la pepsina, ante el bicarbonato sódico y otras substancias fuertemente alcalinas.

Cuando se ingieren medicamentos, es imposible saber de antemano hasta qué punto interferirán la acción de las enzimas. Sabemos que las enzimas orgánicas se destruyen fácilmente por la acción del calor y se inactivan con niveles de pH inadecuados.

La segregación o la producción de enzimas por las diferentes glándulas del organismo es una parte esencial de la función de nutrición. Podemos dividir las segregaciones enzimáticas (hormonales) en dos clases:

1. aquellas implicadas en la preparación de alimentos para su introducción en la sangre , y
2. aquellas implicadas en la utilización de materiales preparados una vez hayan sido introducidos en la sangre.

La primera clase corresponde a segregaciones digestivas, la segunda a segregaciones endocrinas. Todas las secreciones son sintetizadas por glándulas digestivas y endocrinas que recurren a material proporcionado por la sangre. Ello significa que están compuestas por alimentos.

La saliva de la boca, el jugo gástrico del estómago, el jugo pancreático, el jugo intestinal y la bilis del hígado constituyen verdaderos instrumentos en la digestión de los alimentos. Estos jugos, a excepción de la bilis (que es un producto excretor), contienen una o más enzimas.

Una vez los alimentos digeridos pasan a la sangre, la digestión acaba. Pero todavía se requieren otras secreciones que incorporen los alimentos a los tejidos, la sangre y los huesos del organismo. Es en este momento del proceso que las hormonas segregadas por las glándulas endocrinas entran en acción en los procesos de nutrición.

Como puede comprobar, el organismo es, efectivamente, un engranaje extremadamente exacto que requiere «aceite» de primera calidad para funcionar en condiciones excelentes.

No abusaría de un automóvil fuera de serie o de otra máquina sofisticada fabricada por el hombre. Así que ¿por qué lo hace con la mejor máquina de todas: su propio cuerpo?

13. El yogur: la leche de la vida eterna

En medio del balance catastrofista de nuestra dieta diaria, celebrará saber que algunos alimentos pueden hacernos mucho bien. Se ha demostrado que el yogur presenta cualidades excepcionales. Este tipo de leche fermentada tiene una historia interesante. Según una antigua tradición, un ángel reveló al profeta Abraham el método para preparar el yogur.

El cultivo de la leche se obtiene gracias a la acción de microorganismos bacterianos que transforma a lactosa (azúcar de la leche) en ácido láctico. El resultado es una cuajada ácida. Un cultivo compuesto por microorganismos *Lactobacillus* confiere el sabor y la consistencia al yogur.

Para muchos pueblos de Oriente Medio y los Balcanes, en yogur preside el lugar honorífico en la mesa. Cuando el rey francés Francisco I cayó enfermo, ordenó a sus doctores que descubrieran la fórmula secreta de los Balcanes que gozaba de la reputación de prolongar la juventud y el vigor. Mandó traer inmediatamente un doctor de Constantinopla que llegó con el valioso yogur en el bolsillo. El yogur transformó al rey de tal manera que lo denominó «leche de la vida eterna».

No obstante, fue el premio Nobel, el catedrático Ilya Metchnikoff, quien observó ya en 1908 que los búlgaros y otros pueblos de los Balcanes que comían yogur a diario vivían más tiempo y eran más vigorosos. Le cautivaron especialmente los campesinos búlgaros quienes, aparte de su yogur diario, llevaban una existencia mísera y, sin embargo, llegaban a disfrutar de longevidades sorprendentes. «Son fuertes como árboles», escribió.

El catedrático Metchnikoff publicó los resultados de sus investigaciones en su trabajo *The prolongation of live* que suscitó por primera vez el interés médico por el yogur que ya nunca ha cesado. Las investigaciones de Metchnikoff le convencieron de que el yogur puede favorecer nuestra salud de cuatro modos principales. «No cabe duda», escribió «de que el yogur contiene una cualidad antibiótica natural; constituye un poderoso agente natural contra los gérmenes que pueden matar microorganismos nocivos; puede favorecer las bacterias beneficiosas esenciales y ayuda el organismo a sintetizar las vitaminas B.»

En la actualidad las investigaciones actuales han corroborado las teorías del catedrático Metchnikoff.

Efectivamente, según los términos de *Combinar alimentos*, el yogur es suave para su digestión y puede combinarse con alimentos ricos en proteínas, frutas ácidas, semiácidas y constituye un ingrediente principal de aliño para ensaladas. El fermento del yogur descompone la leche, de modo que es fácilmente digerible, (de hecho, ya se encuentra parcialmente digerida) a diferencia de la propia leche.

Un antibiótico natural frágil

Ochenta años después de los descubrimientos de Metchnikoff, varios investigadores han utilizado la tecnología más avanzada de Norteamérica para comprobar los beneficios del yogur. En 1988, en la Universidad de Nebraska, el doctor Khem M. Shahani y sus colaboradores descubrieron que el yogur natural cultivado con *Lactobacillus acidophilus* y *Lactobacillus bulgaricus*, tanto en un caso como en el otro, tiene propiedades antibióticas naturales y antibacterianas notables. Descubrió que el cultivo de *L. acidophilus* era incluso tan potente en el yogur que inhibía bacterias mortales como el *estafilococus* y el *estreptococus*. Se demostró, así mismo, que el yogur retardaba otras toxinas y las eliminaba del organismo.

Los doctores F. Ferrer y L. J. Boyd dieron yogur de ciruelas (yogur natural con trocitos de ciruela cocida en su jugo) a pacientes ancianos con estreñimiento crónico. No sólo mejoraron en este aspecto, sino que los doctores observaron una considerable mejora general en su salud y el color de la tez de sus pacientes.

Favorece la microflora beneficiosa

Una de las capacidades más importantes y demostradas de este notable alimento es el modo en que ayuda a que se recuperen las bacterias beneficiosas o microflora.

Estas bacterias beneficiosas son absolutamente esenciales para la salud como ya he dicho en el capítulo 12. Pueden ser fácilmente alteradas o aniquiladas por factores como: agua de grifo, alcohol, estrés, antibióticos, todo tipo de cortisonas, anticonceptivos, etc.

Aunque evite tomar medicamentos y crea no haber ingerido fármacos hace años, debe rendirse a una triste pero cierta evidencia. Según las palabras de una endocrinóloga: «Todos los que coman carne ingieren una dosis regular de antibióticos que han sido suministrados a los animales. Entre éstos se hallan también hormonas alimentarias y, en algunos casos, se autorizan hasta esteroides.» La doctora prosigue y afirma que ha visto casos de chicos jóvenes en la pubertad que han desarrollado características femeninas debido a las hormonas presentes en la carne, principalmente, en su opinión, de pollo cuyo proceso es acelerado para que puedan ser sacrificados y comercializados pronto.

El doctor Shahani y otros han realizado el afortunado descubrimiento de que una cantidad regular de yogur natural ayuda a mantener un entorno estable de protección para la flora intestinal beneficiosa permitiendo que florezca. El Doctor Séneca de la Universidad de Colombia ha llevado a cabo una serie de pruebas que han demostrado que tras haber comido yogur con regularidad a lo largo de un periodo de varios meses únicamente aparecían bacterias beneficiosas en las muestras de las pruebas. Esto ratificaba las pruebas del catedrático Metchnikoff que había realizado en el laboratorio del Instituto Pasteur de París, en las que había llegado exactamente a los mismos resultados. Ello convenció aún más al Premio Nobel de que la salud del organismo depende en gran medida de la salud de los intestinos.

Resulta alentador que cada vez más personas que no podían tomar leche debido a su intolerancia a la lactosa, o quieran seguir los principios alimentarios de *Combinar alimentos*, puedan tomar pequeñas cantidades de yogur fresco.

Es aconsejable no tomar más de una taza de yogur cada dos días, ya que mucho yogur aportaría demasiados lactobacillus a nuestro aparato digestivo, lo que podría ir en detrimento de nuestras propias bacterias «beneficiosas».

Hoy puede adquirirse yogur natural en los establecimientos especializados en alimentación naturista. Debe tomarse con apetito de forma regular. De todos modos, cerciórense de la calidad y de la marca. Muchos yogures comerciales no están preparados al estilo y mediante el fermento apropiados.

Es muy fácil preparar yogur uno mismo también, si dispone de un buen fermento del que pueda partir. Éste puede obtenerse de cualquier yogur natural de marca.

Caliente la leche, introduzca una cucharada de yogur y el fermento transformará la leche en yogur en una noche.

Así pues, el yogur es un magnífico «alimento sano» de extraordinarios beneficios. Sin duda, contribuye a sintetizar las vitaminas B y las enzimas esenciales necesarias para una buena digestión.

Y una buena digestión es el objetivo que perseguimos en este libro gracias a *Combinar alimentos* correctamente y restablecer el sentido común en nuestra dieta diaria.

14. El poder de lo verde: el poder de los zumos

Las plantas proporcionan un potente efecto tonificador en el organismo. Son fáciles de digerir y en forma de zumo atraviesan rápidamente el aparato digestivo permitiéndole restablecer cualquier desequilibrio.

Entre los científicos alemanes que han realizado investigaciones acerca de las hortalizas y los beneficios que pueden aportar a la medicina natural, destaca Otto Warburn, Premio Nobel y catedrático, quien anunció que determinadas hortalizas pueden producir el efecto «redox». Esto significa que estos alimentos tiene la capacidad de proporcionar un oxígeno tonificador a todas las células del organismo humano. «Es el comienzo de la recuperación», afirma el catedrático Warburn.

Los alimentos que los científicos alemanes habían descubierto que tenían estas notables cualidades «redox» eran la remolacha, las zanahorias y los rábanos picantes. Éstos constituyen algunos de los principales «alimentos verdes potentes» que ofrecemos en Hopewood.

La remolacha

Los beneficios de la remolacha como depurador y tónico del hígado son muy apreciados en la medicina alternativa. En las tradiciones antiguas también se tenía en muy buen concepto esta hortaliza.

En toda Francia, los hombres y mujeres que realmente gustan de deleitar su vino, se reservan una semana al año para «reposar el hígado». Durante este tiempo beben cada mañana con el estómago vacío un vaso de zumo de remolacha cruda. A lo largo del día, toman otros cuatro zumos de remolacha a intervalos.

La remolacha o el zumo de remolacha tomada en grandes cantidades como medicina durante cortos periodos de tiempo puede cambiar el color de la heces o la orina, pero no se alarme por ello.

El valor tonificador de esta hortaliza fue investigado en la Universidad de Varsovia a principios de los años setenta, donde un grupo de control bebió zumo de remolacha a diario durante tres meses de invierno. Los investigadores descubrieron que el grupo había tenido menos resfriados que el promedio nacional y que muchos miembros del grupo que sufrían sobrepeso había perdido algunos kilos.

Esta pérdida de peso es especialmente interesante, ya que la remolacha es rica en azúcar natural y tradicionalmente ha sido repudiada por aquellos que están a dieta. La respuesta radica en el efecto estimulante de la remolacha en el hígado, que metaboliza las células grasas.

Pero los beneficios de la remolacha no acaban aquí. Las hojas verdes, que normalmente se cortan en la verdulería, son ricas en hormonas naturales relacionadas con el estrógeno. Ahora sabemos por qué las mujeres en Rusia y el Este de Europa siempre han comido hojas de remolacha: para regular sus hormonas y mantenerse fértiles. Las hojas también son ricas en hierro y proporcionan considerables cantidades de vitamina A. De hecho, las hojas de remolacha son una de las fuentes más importantes tanto de hierro como de vitamina A y su contenido es tres veces mayor al hallado en los albaricoques.

En Rusia, las sopas, ensaladas y zumos de remolacha se consumen a diario para mantener a altos niveles la resistencia del cuerpo. El borsch ruso es una sopa apreciada entre los gourmets de todo el mundo.

La remolacha cruda tiene un sabor muy particular a tierra, pero no se desanime. Los rusos han sabido preparar la remolacha cruda de un modo exquisito para todos los paladares. Rallada muy finamente y mezclada a medias con remolacha cocinada en salsa de yogur y eneldo constituye todo un tónico para la salud.

El apio

El doctor David Lewis de la Universidad de Aston, Inglaterra, hace constar que cuando era niño solía observar fascinado a su abuela mientras preparaba su tisana de apio para el reumatismo. «Parecía funcionar siempre», decía. «Y cuando comencé a investigar con un equipo y un laboratorio, no pude esperar a identificar los ingredientes del apio.»

El equipo del doctor Lewis se dirigió al mercado y a horticultores y se llevó tantos manojos de apio como pudo al laboratorio. Descubrieron que el extracto de apio contiene unas substancias antiinflamatorias determinadas. Al menos identificaron dos, siendo la más potente de las dos un esterol del tipo de los estigmasteroles.

¡La abuela tenía razón! Sólo piense por un momento si decide probar este remedio tradicional tan antiguo contra el reumatismo y la artritis. Ella lo conocía intuitivamente y también que la parte del apio de mayor poder antiinflamatorio reside en las hojas y en las semillas. Según la tradición, la tisana de semilla de apio goza de una reputación como afrodisíaco.

La semilla de apio pude adquirirse en la mayoría de establecimientos de alimentación naturista. (No utilice nunca semillas de horticultura, puesto que han sido pulverizadas con insecticidas, altamente tóxicos). Puede preparar tisana de semilla de apio añadiendo una taza de agua hirviendo por cada media cucharadita de semillas de apio. Déje reposar durante siete minutos, cuélelo y ya lo tiene listo.

Los antiguos griegos, que eran unos excelentes observadores de las planta medicinales, racionaban el apio cuando las provisiones no abundaban. Primero se proporcionaba apio a los atletas en entrenamiento, en segundo lugar a las mujeres embarazadas, después a los necesitados, y si quedaba apio se repartía entre la población en general.

En toda Europa, los herbolarios tienen en muy buen aprecio las cualidades tonificadoras del apio y su capacidad para eliminar toxinas del organismo y recomiendan realizar una «cura a base de apio» cuatro veces al año en el cambio de estaciones.

La lechuga

Piense en las ensaladas y se le aparecerá la imagen de la familiar lechuga verde, crujiente o flexible, bajo las rodajas de tomates y los pepinos. Aunque la veamos como una típica e incluso aburrida ensalada verde, es considerada, con enorme respeto, como un tranquilizante y calmante natural.

La lechuga contiene látex lácteo blanco denominado lactucarium. Éste es desecado y se utiliza en medicina en forma de pastillas como calmante para la irritación de garganta.

En Francia, *eau de laitue* (agua de lechuga) es destilada de la lechuga y prescrita para los médicos como un calmante suave para crisis nerviosas. Los franceses también han desarrollado otros modos de concentrar las cualidades de la lechuga en sus ya clásicos té y sopa de lechuga.

La zanahoria

La zanahoria tiene un efecto regulador en todo el organismo gracias a su rica fuente de vitamina A que éste puede asimilar rápidamente. Así mismo contiene una excelente proporción de vitaminas B, C, E, G y K, y ayuda a despertar el apetito, así como a favorecer la digestión.

Los antiguos griegos la denominaron *philon* porque solían comer raíces de zanahoria antes de hacer el amor. El nombre moderno proviene del término árabe vulgar *safunariya*.

Las zanahorias pertenecen a la misma familia que el apio, la chirivía, la alcaravea y el eneldo y se cultivan en todos los tamaños y formas.

Como fuente de energía el zumo de zanahoria no tiene parangón, ya que constituye una inmejorable fuente de minerales que favorece la desintoxicación, la síntesis del tejido, la piel y los dientes sanos y previene las infecciones oculares y en las membranas mucosas.

Algunas personas consideran que tiene un sabor muy fuerte si se toma sola. Puede mezclarse con zumo de manzana y de pera o con zumo de clorofila y de apio y obtendrán un zumo delicioso. El zumo de zanahoria puede resultar exótico si lo combina con un toque de nata.

Pero tenga cuidado de no abusar del zumo de zanahoria. Si se toma en grandes cantidades puede llegar a sufrir intoxicación de vitamina A. No deben consumirse más de 500 ml. De zumo de zanahoria al día.

La manzana

El zumo de esta fruta es muy popular en Hopewood debido a su importante aportación de vitamina C, aunque las naranjas, los limones y los tomates presentan un contenido mayor de vitamina C. Las manzanas contienen una gran cantidad de minerales, así como pectina, ácido málico, ácido tánico, unos magníficos desintoxicantes del aparato digestivo.

Como desintoxicante de la sangre y tonificador general, no hay nada como el zumo de manzana que, así mismo, contiene las vitaminas B_1, B_2, niacina, carotina, vitamina B_6, biotina y ácido fólico, así como potasio y fósforo.

Bebida excelente para la evacuación de los riñones y el control de las indigestiones, el zumo de manzana debe servirse recién hecho ya que no se puede guardar, ni siquiera en la nevera porque se oxida y se torna marrón rápidamente.

La papaya

Esta fruta constituye un tesoro rico en enzimas proteolíticas, substancias químicas que favorecen la digestión de los alimentos. La papaína es la más importante de éstas; se extrae de la papaya y es desecada en forma de polvo para su uso como digestivo.

Su zumo tomado con constancia puede regular la digestión y ayudar en la asimilación de los alimentos. También contiene fibrina, una sustancia muy inusual que una planta produzca, ya que se encuentra únicamente en los animales y el hombre. En los seres humanos forma parte del proceso de coagulación de la sangre.

La papaya contiene elevados niveles de las vitamina A y C, muy poca grasa y algo de proteínas. Constituye una estupenda bebida digestiva y terapéutica y puede combinarse fácilmente con zumo de piña, otra bebida excelente de valiosas propiedades digestivas.

La piña

Contiene el digestivo proteico bromelaína y su potencia es comparable a la de la pepsina y la papaína., ya que puede digerir mil veces su peso proteico. Se puede conseguir durante todo el año, por lo que la piña fresca es un modo óptimo de obtener vitamina C durante el invierno cuando hay escasez de otras frutas frescas.

Su zumo alivia los dolores de garganta y bronquitis, ayuda a disolver formaciones mucosas, mientras favorece la función renal. Las piñas también contienen altos niveles de vitamina A, complejo B y C, los minerales yodo, magnesio, manganeso, potasio, calcio, ácidos cítricos y málicos.

Pero no se piense que obtiene todos estos nutrientes bebiendo el zumo de piña envasado. Este zumo incluso sin azúcar a perdido dos terceras partes de su valor nutritivo y todas sus enzimas (recuerde que las enzimas son destruidas por la acción del calor durante el proceso de envasado).

La clorofila

Es extraída de las hojas verdes de la plantas y es una apreciada bebida sana, sobre todo si se toma de la parte superior de las raíces de remolacha, de zanahoria, nabo o chirivía. Otra fuente significativa de clorofila proviene de las hojas de alfalfa. Denominada como la «bebida verde», proporciona una renovación energética y constituye un inmejorable tratamiento de estados tales como la anemia, problemas arteriales, mala respiración y sensaciones de fatiga derivadas de tensiones prolongadas.

Presenta un alto contenido del importante mineral magnesio y es especialmente recomendable a todos los que sufren problemas digestivos y a los que han perdido el apetito.

En Hopewood utilizamos la clorofila como una parte de nuestro programa de zumos en la mayor medida posible, ya que es un modo magnífico de equilibrar nuestro consumo diario de frutas y hortalizas.

15. Los alimentos pueden curar

Hoy en día gran parte del personal sanitario cree que permanecer sano no es un estado infrecuente. Es la norma, es el resultado inevitable de un perfecto funcionamiento de los órganos y los tejidos. Piense ahora en la salud que gozaría si estuviera de vacaciones de relax y de forma permanente en una isla tropical o en un tranquilo refugio de montaña. No tendría tensión ni sensación de estrés, que inevitablemente se va acumulando a medida que nos obligamos a ir más allá de nuestros propios límites, tanto en el trabajo como en nuestro tiempo de ocio.

Nuestro organismo es una auténtica montaña rusa de acciones interrelacionadas. Comidas a todo correr, noches en vela y alimentos pesados van minando nuestra salud indefectiblemente.

El único modo de enfrentarse a un estilo de vida frenético es prestando atención a la dieta, el ejercicio y el tiempo de descanso y sueño que se permite.

Aprenda a convivir con el estrés y asegúrese de explicarse claramente de modo que los demás no le interpreten mal. Es probable que al cabo de un tiempo pueda mantener esa «sensación de vacaciones» durante todo el año.

Una buena salud propicia la calma y la dicha interiores, y ambas sensaciones motivan el bienestar y el deseo de estar activo. En lugar de desear unas vacaciones permanentes, adapte su vida del modo en que lo hizo mientras estaba disfrutando de su periodo vacacional.

Y una verdadera salud produce una reacción positiva. Experimentará fuerza y vigor, una sensación de bienestar y placer en todas sus actividades. Inconscientemente, una persona sana no puede evitar dar muestras espontáneas de su inmejorable estado de salud manifestando relajación y energía al mismo tiempo. Esto explica por qué algunas personas exclaman fervorosamente: «Hoy no tengo manos suficientes para dar rienda suelta a mi energía.»

Los niños sanos parecen tener una energía ilimitada que cuando se agotan la reponen gracias a un sueño reparador. Los adultos dejan de disfrutar de este estado de salud de la infancia debido a sus abusos físicos y psicológicos en forma de estrés, ansiedad, dieta inadecuada, malos hábitos como fumar y beber alcohol, falta de sueño suficiente y ejercicio.

Pero la edad no nos *resta* salud. Lo sé porque voy para los cuarenta y me siento como un joven. He hablado con decenas de personas mayores que yo que han recuperado su vitalidad y energía. La mayoría afirma sentirse mejor y más activos que cuando eran jóvenes.

La alimentación natural y mucho descanso pueden restablecer un cuerpo agotado, falto de energía a cualquier edad, puede mejorar sensiblemente su salud y hacerle ver el mundo como un lugar espaecial.

Durante siglos la opinión general sostenida era que la enfermedad era inevitable. Hoy sabemos que esto no es así. Si lleva un sistema de vida sano puede fortalecer su sistema inmunológico y resistir los ataques biológicos. En el caso contrario, la enfermedad siempre aparecerá si vive en condiciones miserables, de insalubridad y permite que su cuerpo se vuelva endeble y descuidado.

Comer bien no es el único modo de mantener una salud constante. Su manera de pensar, de sentir y de enfrentarse al estrés se halla estrechamente ligada a su bienestar físico.

Ésta es la rozón por la cual debemos prestar atención tanto al cuerpo como a la mente si deseamos alcanzar y mantener un estado de salud óptimo. Se dice que el hombre no vive de pan solamente. Lo cual explica por qué necesitamos vivir en un entorno sano, tener un trabajo satisfactorio y productivo, disfrutar de una seguridad económica, un hogar limpio y cálido, aficiones adecuadas, expresarnos libremente, tener una compañía satisfactoria, una vida familiar en armonía y la libertad de salir y entrar en una comunidad solidaria.

Si aprendemos a combinar todos estos elementos, estamos estableciendo simplemente lo que se llama el «lenguaje de la salud».

Sabemos que sentidos como la vista, el oído, el gusto, el olfato y las emociones influyen profundamente en las funciones de los pulmones, el corazón, el estómago, los intestinos, el hígado, los riñones y varias glándulas del organismo.

Por ejemplo, si se abrumara se le quitaría el apetito, se suspenderían la segregación de jugos digestivos y los movimientos musculares del estómago. La dicha y el bienestar, por otro lado, aceleran estas funciones.

A mi juicio, la prueba de una verdadera salud es ser siempre inconsciente del estómago, el corazón, los intestinos y cualquier otro órgano. Si nota algo es que le están diciendo que algo no marcha bien.

Pero una dieta inadecuada puede acabar con usted definitivamente si no presta especial atención a lo que come. A lo largo de sus años de estudio, el doctor William Hay sostuvo que carbohidratos demasiado refinados y combinaciones de alimentos incompatibles causaban enfermedades degenerativas de un tipo u otro. Años más tarde, T. L. Cleave apoyó sus teorías en su libro *The Saccarine Disease*, el cual censura duramente los alimentos dulces refinados. «Son responsables de problemas de salud tales como estreñimiento crónico y sus complicaciones como varices y hemorroides, obesidad, diabetes, enfermedades de la piel, déficits dentarios y periodontitis, infecciones del aparato urinario como cistitis y enfermedades coronarias.»

Naturalmente, Cleave observó que: «lleva un tiempo para que el consumo de carbohidratos refinados produzca estas enfermedades, la mayoría de las cuales presenta diferentes periodos de incubación. En el caso de diabetes, puede que la enfermedad no se manifieste en veinte años, mientras que las enfermedades cardiovasculares coronarias, inusuales a los veinte, pueden necesitar treinta años.»

Estudiemos algunas de las enfermedades que pueden hallarse en relación directa con la dieta y que pueden curarse gracias a *Combinar alimentos* de forma adecuada.

Estreñimiento

El doctor Hay, hace cincuenta años, creía que el estreñimiento era una amenaza muy grave para la salud. Los hallazgos médicos actuales demuestran que el estreñimiento es un factor que contribuye a contraer cáncer intestinal en muchos países occidentales.

Un estudio realizado por el doctor Lionel J. Piction en Inglaterra antes de la Segunda Guerra Mundial centró su atención en un experimento de laboratorio con perros llevado a cabo por el famoso científico Ivan Pavlov. El experimento reveló lo siguiente: la carne de buey picada dada a comer a un perro es digerida en aproximadamente cuatro horas; las fécula solas recorren el estómago del perro en un periodo mucho más corto, alrededor de una hora y media; el pan blanco pasa más lentamente que el pan integral; las hortalizas con pan o carne no retardaban en ningún caso el proceso digestivo. Pavlov observó entonces que cuando la carne se mezclaba con un pan, rico en féculas, se producía un retraso prolongado en el sistema digestivo.

Picton consideró que los experimentos de Pavlov proporcionaban pruebas incuestionables acerca de la incompatibilidad de féculas y proteínas y que favorecen la enfermedad a largo plazo.

Indigestión

La indigestión se manifiesta a través de dolor en la parte abdominal superior, acedía y, en ocasiones, regurgitación ácida. Todos hemos experimentado alguna vez estos malestares, de forma aislada o al mismo tiempo. Puede que le sorprenda que estos síntomas sean, con mayor frecuencia, resultado de una incorrecta combinación de alimentos que de comer en exceso y puede curarse a corto plazo gracias a *Combinar alimentos* de forma adecuada.

El actor británico Sir John Mills, fue licenciado del ejército hace cuarenta años a causa de una úlcera duodenal grave. En la introducción al libro *Food Combining for Health* de Doris Grant explicó que se le dio la dieta que generalmente se le prescribe a los enfermos de úlcera, a base de arroz con leche, puré de patatas, etc. Al cabo de tres meses seguía sintiéndose mal. Su hermana aconsejó a su mujer Mary Haley Bell que le pusiera a una dieta de *Combinar alimentos*. Tras seis semanas ya era capaz de trabajar en una película y desde entonces goza de buena salud.

Sir John es en la actualidad un octogenario lleno de vitalidad y energía, y todavía trabaja como actor. Atribuye su buena salud y la de su mujer al método de *Combinar alimentos* y al equilibrio de los alimentos alcalinos y ácidos que toma.

El naturópata Harry Benjamín también opina que combinar las comidas correctamente constituye el modo de evitar trastornos digestivos. En su libro *Your Diet in Health and Disease* recomienda eliminar el pan y las patatas de toda comida proteínica.

Los antiácidos, la cura más común a la digestión, no son una panacea inocua. Muchos médicos afirman hoy que sólo contribuyen a agravar el problema. Incluso recientemente se advierte en círculos médicos que los antiácidos pueden agotar determinadas vitaminas vitales para el organismo como el potasio. Y en la Universidad de Cornell se ha descubierto que el bicarbonato sódico y la leche producían un tipo de cálculos renales en animales de laboratorio.

Artritis

La artritis continua desconcertando a la comunidad médica, pero en Hopewood es frecuente observar la mejora de enfermos de artritis.

Lorraine Palmer acudió a nuestro centro con las articulaciones de cadera y rodillas inflamadas. Tenía dificultades al andar, de modo que había dejado de hacer sus paseos diarios y el dolor en las piernas se había agravado a causa de la inactividad. Sufría dolores agudos en el hombro derecho como consecuencia de una caída de hacía doce meses y sólo se trataba con medicación antiinflamatoria.

Averiguamos que su dieta correspondía a la típica de las personas ancianas que viven solas. Comía mucha carne, poca fruta y tomaba a diario batidos de leche con mucho azúcar, en la creencia de que ello cubriría las dificultades cálcicas de sus huesos y prevendría la osteoporosis.

Una semana en Hopewood, empezando con un ayuno a base de zumos durante tres días para eliminar las toxinas que se acumulaban alrededor de las articulaciones, seguido de una dieta vegetariana de fruta fresca para desayunar, ensalada y proteínas a la hora de la comida y verduras al vapor de cena, palió los dolores y le llevó a determinar que dejaría la medicación y que seguiría mejorando su estado mediante la dieta.

La artritis puede ser resultado de varios factores, que incluyen lesiones, abuso del cuerpo, reacciones alérgicas, infecciones, glándulas de adrenalina exhaustas por el estrés, demasiados alimentos ácidos y déficit en vitamina C. El resultado final es un desequilibrio en el metabolismo.

Se acumula demasiado ácido láctico como subproducto de una mala digestión. Esto conlleva la reducción de las reservas de sales tampón alcalinas. Por esta razón, nuestro tratamiento en Hopewood es totalmente nutricional y, generalmente, tiene éxito. He visto recuperaciones notables y también tengo cartas con testimonios de las propiedades curativas de una dieta bien equilibrada, del sueño suficiente y el ejercicio moderado practicado con regularidad.

Obesidad

El sobrepeso es una cuestión más grave para la salud de lo que la mayoría de la gente piensa. La obesidad está estrechamente relacionada con la diabetes, los cálculos biliares y las enfermedades arteriales coronarias. En EE. UU., un estudio de 1978 reveló que más de cuarenta y cinco millones de sus ciudadanos eran considerados obesos y que la obesidad entre los niños estaba adquiriendo proporciones endémicas.

Las dietas de moda continúan siendo los libros más vendidos, junto con los libros de cocina; no obstante, la obesidad puede ser tratada simplemente gracias a seguir los principios de *Combinar alimentos*. No hay ninguna necesidad de seguir programas de pérdida de peso superintensivos que solo sirven para someter al cuerpo a una crisis. Gracias a la separación de los alimentos incompatibles en diferentes comidas, podrá decir adiós, en la mayoría de los casos, a sus problemas de sobrepeso.

Cuando la digestión es eficaz y existe un buen equilibrio químico entre los alimentos alcalinos y ácidos, su organismo deja de acumular toxinas.

El programa dietético mejor o más sencillo a continuación de un periodo de desintoxicación, es *Combinar alimentos*. Un menú típico podría ser: sólo fruta o fruta y yogur (da mejores resultados si toma fruta de una sola clase cada día); para almorzar carne magra proteica y ensalada; para cenar puede tomar patatas, ricas en féculas, o pan y ensalada. (La cena es preferible que sea más ligera que el almuerzo. De este modo, podrá rendir bien y consumir la energía excesiva generada por la comida del almuerzo.)

A fin de que las féculas resulten más nutritivas coma siempre pan integral, cueza las patatas con piel y añádales condimentos tan apetitosos como un poco de nata acidificada o mantequilla y cebollino.

Asegúrese de que durante toda la semana una gran parte de su dieta está compuesta por hortalizas alcalinas, ensaladas y fruta fresca. Esto favorecerá la actividad intestinal y no solo le ayudará a perder peso de forma constante durante unas semanas, sino que le mantendrá delgado, en su nueva forma física.

Diabetes

La primera medida que toman los médicos en la actualidad cuando se diagnostica esta enfermedad es someter al paciente a una dieta estricta a base de fruta y verduras frescas, desterrando los alimentos grasos refinados, los pasteles, la bollería y todos los dulces. Produce milagros en combinación con los medicamentos.

Alergias

Éstas pueden mejorar gracias a una dieta sencilla y básica. Se producen como consecuencia de que substancias irritantes, tanto alimentos, como polen, proteínas extrañas u otros elementos suelen ser causas secundarias que atacan a un sistema inmunológico debilitado.

Es posible que algunos de los que padecen alergias, en primer lugar, tengan que someterse a un intensivo programa de desintoxicación a fin de que su inmunidad alcance incluso un nivel de funcionamiento básico.

Lo que cada vez es más patente es que cada uno de nosotros tiene la oportunidad de fortalecer su cuerpo y de descargar nuestro sistema inmunológico para protegernos de alergias potenciales. Esto puede lograrse sencillamente proporcionándonos la mejor dieta posible, el equilibrio del metabolismo interno de nuestro organismo y no esforzando innecesariamente nuestros órganos de eliminación y excreción. Resulta interesante saber que investigaciones recientes han demostrado que los aditivos a los alimentos favorecen los problemas de hiperactividad y de conductas grave en niños y que una dieta sana de alimentos naturales pue-

de ser el mejor y el único modo de controlar alergias, incluyendo el asma.

Gripe

La gripe o el resfriado común es una enfermedad que ha generado una creciente industria de pastillas, sprays y otros
supresores de los síntomas. Ello es debido a que siempre se
ha argumentado que los resfriados eran causados por unos
gérmenes patógenos que nadie puede evitar. Por qué una
persona contraía un catarro grave y otra no, se desconocía.

Hoy, gracias a la investigación, se ha observado que los
virus de la gripe pueden encontrarse en la nariz y la garganta de todos. La razón por la cual algunas personas enferman
y otras no depende de su estado de salud.

Un organismo sano y fuerte que no se halla afectado por
toxinas puede resistir décadas sin tener nada, con la excepción de tos alguna vez o alguna congestión. Un organismo
no sano, falto de los nutrientes necesarios de eliminación
pobre, padecerá resfriados regularmente cada año.

Muchos naturópatas consideran el resfriado como un
modo de que dispone el organismo para eliminar la acumulación de toxinas, de aquí que se tenga moqueo y tos.

La naturaleza sabe como curar las causas que producen
la fiebre quitando el apetito al principio de un resfriado
fuerte. El enfermo inteligente es aquel que acelera la cura
descansando y sometiéndose a una dieta de frutas o zumos
de frutas hasta que la enfermedad haya finalizado su curso.

Enfermedades cardiovasculares

Una de las amenazas más acuciantes de nuestros días para
nuestra salud son las enfermedades cardiovasculares que
son, en realidad, la consecuencia final de un abuso prolongado del propio cuerpo, unos hábitos de estilo de vida y una

dieta erróneos. Cuando se advierten los primeros síntomas, la enfermedad se halla tan profundamente arraigada que resulta muy difícil de curar. Podemos llevar a cabo operaciones auxiliares para aliviar las arterias obstruidas que van hacia el corazón y podemos modificar nuestra dieta y estilo de vida para liberar del estrés a un corazón que ya no se encuentra en buen funcionamiento, pero con frecuencia resulta difícil reparar todo el daño causado.

El abuso a la larga se cobra muchas víctimas y ello, según los expertos, se debe a las grasas saturadas, el colesterol, la hipertensión (alta presión sanguínea), azúcar refinado, estado emocional, tensiones, obesidad, fumar, consumo excesivo de alcohol y falta de ejercicio eficaz.

Todos los factores expuestos anteriormente favorecen considerablemente las enfermedades cardiovasculares e indican un estilo de vida peligroso que está lejos de ser armonioso o moderado. Mientras no seamos conscientes de lo que comemos y cómo vivimos corremos el riesgo de llevar al límite nuestro corazón. La acción positiva para evitar los ataques cardíacos es similar a la que debe realizarse en el caso de las otras enfermedades relacionadas con la alimentación ya descritas. Una dieta natural vegetariana, unas combinaciones de alimentos correctas, un ejercicio adecuado y la reducción del estrés aportan todos un gran benéfico para el corazón sobrecargado.

Estrés

Las investigaciones han revelado que necesitamos una determinada cantidad de estrés para rendir. Sin embargo, muchas personas sufren de exceso de estrés. Esto ocurre porque ambicionamos poder, reconocimiento y seguridad y, a cambio de ello desarrollamos un sentido de la codicia antinatural y una competitividad desmedida. Todo esto requiere nuestra constante tensión y estado de alerta, lo que repercute en nuestro sistema nervioso. El miedo a perder una oportunidad provoca un constante estrés de los órganos vitales de nuestro organismo.

El cuerpo necesita tiempo para relajarse, no puede permanecer en un estado de alerta durante mucho tiempo, si no los músculos se fatigan y agarrotan, y la mente se embota con la tensión de permanecer en tal estado. La tensión también tiene sus efectos en los nervios, la circulación sanguínea, la linfa y el aparato digestivo.

El resultado es la pérdida de rendimiento cuando urgen verdaderas necesidades y, eventualmente, problemas de salud tales como alergias, indigestión, hipertensión, espasmos musculares, dolores de cabeza y, por último, enfermedades respiratorias, cardíacas e infarto.

El estrés es un problema insidioso, ya que la mayor parte de las personas que lo padecen no son conscientes de su presencia hasta que el cuerpo sufre un colapso. Sólo podrá realizarse un tratamiento cuando la persona se percata del estado mental subyacente que ha causado los problemas físicos. El asesoramiento psicológico se combina con un cambio de dieta, descartando alimentos que afectan al sistema nervioso como el té, café, las bebidas de cola, el alcohol, el azúcar y la harina refinada, carnes en conserva, especias picantes y otros condimentos.

Arteriosclerosis

Es el endurecimiento de las arterias, proceso durante el cual éstas se vuelven más gruesas y pierden su elasticidad. Se produce debido a los gruesos depósitos de grasas y colesterol y se halla directamente relacionada con una dieta pobre y con la ausencia de ejercicio.

Este estado se agrava si a ello cabe añadir hipertensión (alta presión sanguínea), aunque el ejercicio inadecuado favorece dicha situación. Un cambio de dieta puede aliviar el dolor y al mismo tiempo devolver cierto grado de salud a los que sufren esta enfermedad.

Otros factores que favorecen este estado son fumar, el alcohol y el uso de utensilios de cocina de aluminio, esmalte o cobre (el acero inoxidable es el único metal adecuado o el vidrio en los recipientes para cocinar).

La dieta ideal está compuesta por muchos zumos de fruta y verdura, hortalizas de hojas verdes, clorofila líquida, una cucharada de lecitina y suplementos de las vitaminas A, D y E, según recomiende su médico.

Esta dieta no debería incluir apenas o nada de carne roja o de productos lácteos con leche entera, ya que contienen grasas saturadas y colesterol. Los alimentos animales ricos en proteínas como la carne roja, el pescado, los huevos y los productos lácticos deberían ser restringidos debido a que son acidificantes. La sal, los alimentos tratados y refinados deben evitarse a toda costa.

16. ¿En qué consiste un estilo de vida sano?

Podemos elegir conscientemente el camino hacia la salud y prolongar nuestra vida activa hasta la vejez o bien podemos no asumir responsabilidad alguna sobre nuestro modo de vida y de forma subconsciente ser partícipes de una lenta y dolorosa muerte prematura. La elección depende de cada uno de nosotros. Sólo requiere un compromiso con nosotros mismos y un vivo deseo de vivir la vida al cien por cien.

Con esto quiero decir que no deben realizarse concesiones una vez se vive de una manera sana.

No soy fanático. No me importa tomar una cerveza o un vaso de vino de vez en cuando. Pero *elijo* no beber alcohol de forma regular por el bien de mi salud. Disfruto de mi vitalidad, de mi buen aspecto y de mi bienestar. Es un estado natural del que todos podemos gozar si nos sentimos bien con nosotros mismos y con lo que hacemos.

El estado psicológico y el físico van al unísono, de modo que un estilo de vida sano va parejo con una buena actitud psicológica. Ello significa que usted se deshace de cargas mentales, como son la culpabilidad y el odio hacia sí mismo y desarrolla una calma interior y la autocompasión cuando se halla desanimado, como nos ocurre a todos en alguna ocasión.

Ámese a sí mismo y los demás responderán a su energía. Enorgullézcase del modo en que cuida su aspecto exterior. Una ama de casa orgullosa sabe cuánto esfuerzo le cuesta que su casa quede reluciente. Cuesta menos esfuerzo mantener su cuerpo en tal estado de autoconciencia si empieza antes de caer enfermo y abatido. No se atiborre de comida basura ni se engañe a sí mismo comiendo chocolate y pasteles. Ello equivale a dejar los periódicos y las revistas antiguas por toda la casa y pretender que no las advertimos.

Es más fácil lograr llevar un estado de vida sano que llegar a la cima del Montblanch, en los Alpes suizos. Es cuestión de comprometerse consigo mismo y persistir en ello.

Y no es tan difícil como pueda imaginar en un principio, ya que durante el proceso una actitud positiva sucede a la otra. Por ejemplo, si se fija un programa de ejercicio regular, será menos propenso a comer según qué cosas o a excederse con el alcohol. No se inclinará a beber alcohol ni a comer alimentos no sanos por que usted lo prefiere así. De este modo comprobará como se acaban las batallas libradas con los sentimientos de culpabilidad y pensamientos como «no debería estar haciendo esto o aquello».

El proceso se vuelve más fácil con un poco de perseverancia. Un paseo a paso ligero diario puede resultar ser un poco pesado al principio, pero una vez su estado físico haya mejorado un poco, empezará a notar que algo especial falta si deja de hacerlo durante unos días.

A continuación le damos unos consejos para que consiga gozar de un excelente estado psicológico y físico.

Adopte actitudes positivas

Las personas optimistas llevan vidas positivas y atraen las actitudes positivas hacia sí. Deje de echar la culpa a los demás por sus problemas. Comience a asumir la responsabilidad de su propia vida. Prodíguese conscientemente en elogios de los aspectos positivos de sí mismo y de los demás.

Haga uso de afirmaciones y de su imaginación para cambiar en su subconsciente las posturas negativas en positivas.

Gane la atención de los demás de modo positivo. Esto le ayudará a superar complejos. Un modo de no pasar desapercibido son los logros. Por esta razón las personas baten récords en las carreras, alcanzan la cima de las montañas más altas o cultivan rosas más bellas.

No juzgue al prójimo. Si lo hace, vivirá en la incertidumbre de que los otros le juzguen a su vez, Desafortunadamente, el dicho «el que siembra recoge» es tristemente cierto.

Procure que las personas le traten bien. Si no recibe el trato deseable, empiece a estudiar los mensajes que le están transmitiendo. No baje la guardia respecto a su boca. Sea consciente de lo que dice en todo momento.

Beba agua pura

La sed apunta que necesitamos agua pura y nada más. La verdadera sed también indica la cantidad de agua que requerimos.

Evite bebidas que contienen estimulantes como cafeína, tanino y alcohol, así como azúcar y aditivos químicos. Consuma en su lugar infusiones de hierbas, café de cereales, zumos de frutas u hortalizas o agua mineral.

El agua del grifo no es pura. El flúor es tóxico y se acumula en el organismo. El cloro destruye la vitamina E, altera la bioflora del estómago y puede generar compuestos cancerígenos. Contaminantes inesperados en el agua del grifo pueden incluir pesticidas, herbicidas, fertilizantes y pequeñas cantidades de metales tóxicos como mercurio, cadmio y plomo, así como algas y residuos radioactivos.

El agua pura puede obtenerse de las siguientes formas: fruta y hortalizas voluminosas contienen de un setenta y cinco por ciento a un noventa por ciento de agua, pero sólo si proceden de cultivos biológicos alejados de toda contaminación. El agua de lluvia es pura únicamente en zonas alejadas de las grandes ciudades. El agua destilada puede ser pura pero no siempre. El agua hervida ha eliminado las bacterias y el cloro, pero no mucho más. El agua mineral contiene también muchos minerales inorgánicos, como el cloruro sódico (sal común). El agua pura embotellada puede ser excelente. O considere la posibilidad de adquirir su propio purificador. (Consulte de nuevo el capítulo 11 para mayor información.)

Capacidad del organismo para curarse

Las enfermedades infecciosas no son, esencialmente, un ataque al organismo que parte de un agente extraño. Responden a una disfunción de nuestros propios mecanismos de curación. El sistema inmunológico de nuestro organismo es un sistema de defensa contra los microorganismos que son principalmente parásitos de la naturaleza.

La verdadera causa de la enfermedad es una acumulación de toxinas y un desequilibrio metabólico en el organismo resultante de una nutrición insuficiente, alimentos incompatibles, estrés, falta de ejercicio y de la contaminación. Las enfermedades crónicas y degenerativas resultan de reprimir la enfermedad grave y de continuar agregando nuevos factores a la causa durante muchos años.

Si los órganos y otros tejidos no han sido destruidos tienen la capacidad de curarse por sí mismos. El organismo humano, si se dan las condiciones propicias, constituye un mecanismo casi perfecto de autocuración. La curación requiere mucha energía que el cuerpo debe conservar durante el proceso. Se impone el descanso total y con ello quiero decir el descanso físico y psicológico (ayunando o dieta de zumos), reposo mental y sensorial (ojos, oído, olfato).

Una fiebre moderada suele ser indicio de la vitalidad necesaria para curarse. En una enfermedad degenerativa, no suele observarse fiebre y la capacidad de autocuración es difícil de medir.

Pero recuerde, la vitalidad puede ser restablecida median-
te un estilo de vida sano independientemente de su edad.

Respire aire fresco

Para obtener mucha energía de nuestros alimentos, necesitamos oxígeno en abundancia. La mayoría de personas no
respiran profundamente, lo cual conduce al amodorramiento, acidosis y un bajo rendimiento cerebral. Las malas posturas restringen la respiración, por la que siéntaese y ende-
récese con los hombros hacia atrás.

Una respiración profunda proporciona más oxígeno a los
órganos y los tejidos y aligera la actividad del corazón. La
respiración profunda también es un tranquilizante y un an-
tiestresante natural. Y el ejercicio, por supuesto, es un magnífico estimulante de la respiración profunda.

Respire siempre por la nariz para depurar, calentar y humedecer el aire. Cuando respire profundamente inhale y
exhale lenta y constantemente hasta durante ocho segun-
dos en cada sentido. Mantenga hacia atrás los hombros y
vacíe completamente sus pulmones. Si no está realizando
ejercicio, limite las respiraciones profundas a diez o quince
cada vez para evitar la hiperventilación.

A lo largo del día practique con regularidad estas respiraciones profundas y note como elimina las tensiones.

Sol

La exposición directa al sol de la piel produce vitamina D y
proporciona vitalidad a todo el organismo. Las personas en-
fermas o lesionadas se curan mucho más rápidamente si toman un poco de sol. Sin embargo, la piel se puede resentir a
los diez o doce minutos de modo que limite su exposición y
siempre aplíquese cremas o lociones de protección solar co-
rrespondientes a su tipo de piel. Evite el sol de mediodía

cuando hace más calor. Si no puede tomar el sol a diario, al menos dedique un poco de tiempo a caminar en el exterior.

Tome precauciones al exponerse directamente al sol, que todos necesitamos.

Debido a que la capa de ozono de la estratosfera cada vez es más delgada, debemos reducir nuestra exposición a los rayos directos del sol.

Escuche su cuerpo y no se queme, ello significa que se ha excedido. No olvide que estamos hablando de *tomar el sol* y no de *tostarse al sol*.

Actividad física

El ejercicio ayuda a prevenir enfermedades arteriales. Incrementa la actividad metabólica y es también un factor principal para perder peso y mantenerse en forma y con buen tipo. El ejercicio fortalece los músculos cardiacos y aumenta el número de capilares, incrementando así su capacidad para sobrevivir a un ataque cardíaco si llega a sucederle.

Tranquiliza, relaja y estimula la circulación que, a su vez, estimula el cerebro, los órganos y los músculos. Sudar desintoxica la piel y ayuda al organismo a eliminar toxinas.

Las actividades apropiadas incluyen caminar a paso ligera, correr, nadar, saltar sobre un mini trampolín de calidad, ir en bicicleta, remar, jugar a tenis, realizar ejercicios adecuados de aeróbic, bailar, o practicar Yoga o Tai Chi.

Nutrición

Coma fruta y verduras frescas de la estación. Éstas deberían constituir al menos tres cuartas partes de su dieta. Pequeñas cantidades de alimentos ricos en proteínas, frutas desecadas y féculas deberían completar el balance de su dieta.

Procure comer sin cocinar al menos de la mitad a tres cuartas partes de su consumo de alimentos total.

Aspire a seguir una dieta vegetariana o al menos semivegetariana. La carne contiene más toxinas concentradas que los alimentos de origen vegetal. *Combine alimentos compatibles en cada una de sus comidas* para mejorar su digestión. Evite en lo posible beber durante las comidas.

No se convierta en un obsesionado de su dieta. El estrés generado al obsesionarse puede causarle más problemas que reportarle beneficios.

No coma en exceso y trate de comer entre comidas lo mínimo. Ambas medidas son vitales para una buena digestión.

Estrés y relajación

El estrés causa un aumento de la presión sanguínea y una liberación de adrenalina. Los órganos y los músculos trabajan en exceso y se agotan antes de tiempo. El estrés también devora energía nerviosa y la desvía de procesos esenciales como la digestión y la desintoxicación.

Un tanto de estrés resulta necesario para la motivación y para evitar el aburrimiento. El estrés excesivo puede tener sus causas en las fechas límite, el trabajo bajo presión, las preocupaciones económicas, los exámenes, la ansiedad, las discusiones, la angustia, la competitividad, el aburrimiento, la adicción al trabajo y las elevadas exigencias que se impone a sí mismo.

Evite el estrés mediante técnicas como el ejercicio físico, el Yoga, la meditación, las técnicas de relajación o tal vez haga un curso de control del estrés.

Adopte una postura optimista. Invierta energía sólo en aquello en que pueda hacer algo. Olvídese del resto.

17. Dieta de dos semanas

A fin de ayudarle a comenzar a *Combinar alimentos* y guiarle día a día en la elección de sus comidas, he incluido una dieta de catorce días. Esta dieta que le propongo es vegetariana, pero si prefiere comer carne, en este caso inclúyala donde aparecen los alimentos proteicos en la lista. En Hopewood recomendamos una dieta de alimentos vegetarianos porque son más apropiados para el aparato digestivo humano, especialmente cuando se combinan adecuadamente.

Parece que el verdadero problema de la mayoría de personas no reside en el hecho de que coman carne, sino más bien en que comen demasiada carne. Esto puede llevar a un consumo excesivo de grasas saturadas, así como a acumular ácidos en el organismo (¿Recuerda el capítulo 6 acerca del equilibrio de acidez-alcalinidad?) Un consumo excesivo de carne incrementa la cantidad de toxinas a las que estamos expuestos, ya que las toxinas se hallan más concentradas en la carne que en alimentos de origen vegetal.

Si está considerando la posibilidad de desterrar el consumo de carne de su dieta o de adoptar una dieta vegetariana, entonces realice una transición gradual. Su organismo está acostumbrado a sus hábitos alimentarios, incluso si estos alimentos no son beneficiosos para su salud. Le llevará un tiempo adaptarse al cambio y deberá, y hago hincapié en DEBERÁ, incluir fuentes vegetales de proteína si elimina las proteínas animales de su dieta. Estudie el capítulo 19 en el que se relacionan los alimentos naturales y asegúrese de que opta por una variedad de diferentes fuentes de proteínas vegetales.

Finalmente, he señalado las comidas como ricas en féculas o proteínas, de modo que pueda empezar a equilibrar su consumo de alimentos diario. Tal como subrayé en el capítulo 6 es de vital importancia para su salud que empiece a comer sobre todo alimentos alcalinos poniendo énfasis en la fruta y hortalizas frescas. Deberán superar su consumo de alimentos ricos en proteínas y carbohidratos. De hecho, la fruta y las hortalizas deberían representar alrededor de tres cuartas partes de su dieta alimentaria. Su cena, por ejemplo, debería consistir en ensaladas y verduras (tres cuartas partes) y alimentos concentrados (sólo una cuarta parte).

Las recetas de las comidas incluidas en la siguiente dieta se describen en el próximo capítulo, además de muchas otras.

(1.ª semana)

	Desayuno	Almuerzo	Cena
	cada día al levantarse: zumo de limón en agua caliente o natural, o zumo de pomelo (si es temporada) o zumo de manzana		
LUNES	desayuno licuado: naranjas, manzanas, fresas y semillas de girasol licuadas	Panecillo integral con germinados de alfalfa, lechuga, zanahoria, aguacate, remolacha, apio y zanahoria rallada y galleta natural, como p. ej.: galleta muesli (FÉCULAS)	Ensalada: lechuga, espinacas, apio, tomates, zanahorias y soja al horno* (PROTEÍNAS)
MARTES	½ papaya rellena de manzana verde, naranja y yogur, o como macedonia con salsa de yogur	ensalada de almuerzo con taquitos de queso y huevo duro (PROTEÍNAS)	verduras al vapor: bróculi, coliflor, calabacín, remolacha y espinacas; o ensalada y patatas al horno cubiertas de maíz dulce, cebolla, pimiento y setas (esta resulta más deliciosa si se cocina previamente) (FÉCULAS)

(1.ª semana cont.)

	Desayuno	Almuerzo	Cena
MIÉRCOLES	tazón de cerezas (si es temporada) o una clase de melón en gran tazón	macedonia tropical, papaya, naranja, piña, fresas y maracuyá, frutos secos de su elección (preferiblemente crudos, sin sal). Recuerde que los cacahuetes son legumbres y no frutos secos (PROTEÍNAS)	ensalada de hortalizas (no tomates) arroz armenio*
JUEVES	piña con nueces del Brasil ralladas	pan crujiente sueco de centeno con brotes de alfalfa y miso o mantequilla de cacahuetes pan crujiente sueco de centeno con mantequilla de cacahuetes, dátiles y germinados de alfalfa o lechuga troceada (FÉCULAS)	ensalada verde ensalada de manzana, apio y pasas migas de verdura* (PROTEÍNAS)
VIERNES	albaricoques u otra fruta de hueso de la estación o manzana, pera y papaya cortadas en cubitos	bocadillo de ensalada ensalada de almuerzo porción de pastel integral (FÉCULAS)	verduras al vapor o ensalada setas rellenas de sésamo* pastel de nueces de anacardo* (PROTEÍNAS)

	Desayuno	Almuerzo	Cena
SÁBADO	helado de yogur, pera, pasas o fresas y yogur	macedonia cosmopolita*: papaya, manzana, frutas de hueso crema de nueces de anacardo* (PROTEÍNAS)	pasta caliente y ensalada de bróculi con guarnición de verdura ensalada de hortalizas (FÉCULAS)
DOMINGO	fruta fresca: manzanas o frutas de hueso muesli de arroz: copos de arroz inflado, coco troceado, pasas sultanas y zumo de manzana	bocadillo de ensalada abierto en pan de centeno o integral ensalada de patatas* con delicia de aguacate* (de venta en establecimientos de alimentación natural) (FÉCULAS)	ensalada de hortalizas soja al horno* (PROTEÍNAS)

*recetas descritas en el próximo capítulo.

125

(2.ª semana)

	Desayuno	Almuerzo	Cena
LUNES	papaya, ciruelas y crema de nueces	patatas al horno, maíz y brócoli al horno, además de ensalada verde (FÉCULAS)	tabla de frutas con piña, pera, manzana, fruta de la pasión, kiwi y postre de requesón de fresa (PROTEÍNAS)
MARTES	muesli (copos de arroz, coco, fruta desecada, fruta recién cortada en cubitos con zumo de manzana fruta dulce o semidulce troceada) o véase receta de muesli de Hopewood	pastelillos de sésamo* setas rellenas de sésamo* huevos duros, ensalada verde (PROTEÍNAS)	sabroso de maíz y brotes* con ensalada de hortalizas de la estación (no tomates) pan, mantequilla, miel, manzana (FÉCULAS)
MIÉRCOLES	fruta ácida entera combinada y semillas de girasol	cazuela de pasta con champiñones y berenjenas* o sabroso de arroz* y ensalada verde, fruta dulce (FÉCULAS)	ensalada waldorf* con coco, pasas sultanas, nueces postre de requesón de ciruela (PROTEÍNAS)
JUEVES	pera, papaya, yogur natural	pastel de nueces de anacardo* o pastel de bróculi*, queso rallado ensalada de col (PROTEÍNAS)	verduras al vapor y sabroso de arroz* pimiento relleno con salsa de mantequilla de cacahuetes (FÉCULAS)

	Desayuno	Almuerzo	Cena
VIERNES	manzana verde rallada, papaya troceada en cubitos, semillas de girasol	cazuela de cebada* y setas rellenas de sésamo* huevos duros y ensalada mixta (PROTEÍNAS)	estofado de verduras* con ensalada de guisantes, tomate, cebolla, pepino y zanahoria, además de requesón (PROTEÍNAS)
SÁBADO	3 frutas enteras combinadas	pastel de anacardos* y setas rellenas de sésamo* huevos duros y ensalada mixta (PROTEÍNAS)	tabla de frutas de papaya, plátano maduro, higos, dátiles, mango, uvas dulces (de la estación) también pan, pasta y manzana (FÉCULAS)
DOMINGO	piña, ciruelas, semillas de girasol	pastel de lentejas* y diferentes variedades de ensalada (FÉCULAS)	4 verduras al vapor con guarnición de tomate, setas, perejil postre de requesón de bayas (PROTEÍNAS)

*recetas descritas en el próximo capítulo.

127

18. Recetas

Las siguientes recetas le ayudarán a disfrutar comiendo al tiempo que sigue las pautas generales de *Combinar alimentos*. Las recetas proceden de una amplia variedad de fuentes. Algunas tienden a ser bastante sencillas, de tal modo que aquellos acostumbrados a la comida muy sazonada tal vez las encuentren un poco sosas hasta que su paladar se adapte a los nuevos sabores. Por esta misma razón hemos incluido otras recetas para facilitar la transición. Algunos de estos platos «de transición» pueden desviarse de las pautas o pueden contener condimentos o alimentos que no se recomiendan especialmente para una digestión más fácil y completa. En ninguna de las siguientes recetas, no obstante, es significativa la cantidad de alimentos que sean incompatibles.

Puede considerarlas como una experiencia de aprendizaje y, en consecuencia, asumir la responsabilidad de su propia salud. Por otra parte, puede escoger usted mismo el nivel de adaptación que desea llevar a cabo y determinar qué alimentos le sientan bien. Cualquiera que sea el programa dietético que elija, descubrirá cómo mejora su nivel de energía y el control de su peso, así como su bienestar en cuanto usted haga la mayor parte de sus comidas combinando correctamente sus alimentos.

Platos principales y guarniciones

Arroz integral y verduras

El arroz lo podemos cocer previamente y guardarlo en la nevera hasta que lo necesitemos.

2 tazas de arroz integral cocido
1 tallo de apio fresco
½ guindilla roja
1 taza de judías pintas cocidas
2 escalonias
aceite prensado en frío y salsa de menta al gusto

Salsa de Menta

1 cucharada de menta fresca trinchada
1 cucharada de miel
2 cucharadas de zumo de uva
½ taza de agua

Si en lugar de hervir las judías pintas se utiliza un bote de legumbres cocidas, al enjuagarlas se procurará escurrir el agua completamente. Se cortan las verduras en pedazos pequeños, se añade el arroz y se sazona con el aceite. Servir en un bol de cristal.

Para hacer la salsa de menta, se cortan las hojas, se añade la miel y el agua y en un cazo se deja hervir a fuego lento. Tras hervir a fuego lento durante unos minutos, se deja enfriar.

Para 6 raciones   FÉCULAS

Ensalada de pasta y bróculi (caliente o fría)

1 ½ de hélices de pasta integral
350 g de ramilletes de bróculi
1 pimiento rojo pequeño (cortado en dados)
1 cucharada de perejil fresco trinchado
Salsa
1 diente de ajo picado
1 ½ cucharadas de aceite de oliva
1 cucharada de zumo de apio
1 yema de huevo
pimienta de cayena molida

De ser posible se prepara el aliño con antelación para permitir que el aroma del ajo penetre. Se mezclan todos los ingredientes de la salsa y se baten a alta velocidad. La yema de huevo le da a la salsa una consistencia cremosa.

Cocemos los fideos de soja al punto y los ramilletes de bróculi y las rodajas de pimiento ligeramente al vapor. En una fuente para horno se vierte la pasta y el bróculi, se añade la salsa y el perejil picado. Se cubre el recipiente y lo dejamos en el horno durante media hora a 180 °C. Aderezar con unas hojitas de perejil picado por encima.

Para 4 raciones   FÉCULAS

Sabroso de maíz y germinados

2 mazorcas de maíz
1 cucharada de aceite virgen prensado en frío
1 cebolla cortada en dados
½ cucharada de ajo picado
1 cucharada de orégano
1 taza de germinados de soja
½ taza de hojas de menta prensada
Sazonar con shoyu o con sal vegetal al gusto

Se pone la mazorca horizontal sobre la tabla y se corta a lo largo de forma que se desprendan los granos de maíz.

Se calienta el aceite en la cazuela y se saltean la cebolla picada, el ajo y el orégano hasta que la cebolla se dore. Se añade el maíz, se remueve bien y se tapa.

Cocemos a fuego medio o lento hasta que el maíz esté tierno. A continuación se añaden los brotes, la menta y el sho-yu o la sal. Se remueve bien y se deja cocer unos minutos más.

Para 4 raciones   FÉCULAS

Soja

2 tazas de soja
1 cebolla
1 pimiento
1 taza de apio
2 tomates

Se deja la soja en remojo durante la noche y se escurre. Se pone la soja en la olla a presión, se cubre con agua fría, se tapa la olla y se deja hervir durante 1 hora.

Escurrimos la verdura, se corta muy fina y se deja cocer a fuego lento durante cuarenta y cinco minutos hasta reducir el líquido. Se mezcla luego con la soja y se deja hervir durante veinte minutos antes de servir.

Para 6 raciones   PROTEÍNAS

Arroz armenio

300 g de arroz largo moreno
3 cucharadas de aceite
1 cebolla grande cortada muy fina
1 rama de canela

750 ml de caldo o agua

4 cucharadas de pasas sultanas

4 cucharadas de orejones de albaricoques cortados muy finos

2 cucharadas de pasas de corinto

Se calienta el aceite en la cazuela y se fríe la cebolla junto con la rama de canela a fuego lento hasta que la cebolla se dore. Se añade el arroz y se remueve durante cinco minutos. Añadimos el caldo o el agua y las frutas desecadas. Dejar que haga un hervor rápido y bajar el fuego al mínimo. Tapar la cacerola y cocinar al menos treinta minutos hasta que el líquido haya sido absorbido.

Para 6 raciones   FÉCULAS

Pastelitos de sésamo

90 g de semillas de girasol (molidas)

½ taza de cebolla en rodajas

½ taza de tomate en rodajas

1 huevo y dos cucharadas de tomate

90 g de semillas de sésamo (molidas)

½ taza de pimiento cortado en aros y perejil picado

1 taza de hierbas finamente cortadas (romero, tomillo, menta y salvia)

Se mezclan las semillas y la verdura, se sazona después y se añaden el huevo y el jugo de tomate. Confeccionamos después pequeños pastelillos. Sobre una bandeja engrasada con una ligera capa de aceite, se dejan hornear a 180 °C, veinticinco minutos de cada lado.

6 pastelitos   PROTEÍNAS

Migas de verduras

6 tazas de verdura cortada en dados (cebolla, champiñones,
   tomates, pimiento, apio, calabacín, zanahoria)
1 cucharada de tamari
½ taza de almendra molidas
½ taza de semillas de sésamo molidas
½ taza de semillas de girasol molidas
1 cucharada de tahini
1 cucharada de aceite

Se saltea la cebolla sólo con un poquito de aceite y luego se
añaden las demás verduras cortadas, poniendo primero en
la cazuela aquellas que tardan más en cocerse. Se saltean
juntas durante unos minutos.

Se retira la cazuela del fuego y se dispone la verdura en
una fuente para horno. Rociar con un poco de tamari. Se
mezcla una cucharada de tamari, las almendras, las semillas, el aceite y el tahini y se pasa por la picadora eléctrica.
Se vierte esta salsa en una espesa capa sobre la verdura y se
deja cocer en el horno durante diez minutos.

Para 4 raciones   PROTEÍNAS

Pastel de anacardos

1 taza de anacardos picados
1 taza de pulpa de tomate
½ taza de requesón
1 taza de apio en rodajas
1 taza de cebolla picada
hierbas al gusto

Se ponen todos los ingredientes en la batidora y se baten hasta que quede una crema homogénea. Extendemos la crema
así obtenida en una bandeja y se deja cocer en el horno du-

rante treinta o cuarenta minutos. Servir caliente o frío.

Pastel de nueces de anacardo

2 cebollas grandes, peladas y cortadas en dados
2 cucharadas de aceite vegetal prensado en frío
2 tomates medianos. Lavados y cortados en dados
½ cucharadita de jengibre molido
350 g de nueces de anacardo crudas y sin salar
150 g de queso Cheddar suave
½ taza de trigo germinado fresco y crudo
1 cucharadita de hierbas picadas (orégano, albahaca, comino, etc.)
2 huevos grandes de corral

Se saltea la cebolla con aceite en la sartén hasta que esté dorada. Se añaden los tomates y el jengibre. Se cubren y se rehogan a fuego lento cinco minutos más.

Utilizando la picadora, se trituran ligeramente las nueces de anacardo. Se ralla el queso en el bol de la picadora y se añaden las nueces de anacardo ya previamente picadas, el trigo germinado y las hierbas. Mezclamos mediante la picadora eléctrica los ingredientes secos, se añaden después los huevos y se bate todo un poco más. Se añade a continuación la cebolla y el tomate y se continua batiendo.

Se unta con el aceite vegetal prensado en frío el interior de una fuente pequeña para horno, con lo cual evitaremos que el pastel se pegue. Se dispone la pasta en la fuente, eliminando cualquier burbuja de aire que se hubiera formado. Se deja cocer en el horno a 190 °C durante cuarenta y cinco minutos, tiempo que tardará en dorarse la parte superior, lo que indica que el interior ya está cocido.

Patatas

Se lavan las patatas fregándolas bien, se secan y se dejan con la piel. Se cuecen en el horno hasta que se puedan pinchar fácilmente con el tenedor (aproximadamente unos cuarenta y cinco minutos).

FÉCULAS

Soja al horno

1 cucharada de aceite
1 cebolla en rodajas
2 dientes de ajo picados
1 pimiento cortado en aros
1-2 calabacines cortados en dados
½ berenjena cortada en dados
3 tazas de soja
3-4 tomates en rodajas
1 cucharada de tamari
250 g de tofu, escurrido y cortado en rebanadas
1 taza de queso rallado al gusto

Se calienta el aceite a fuego lento y se añade la cebolla, el ajo y la berenjena. Se deja cocer durante dos minutos a medio fuego. Añadimos los tomates y dejamos cocer hasta obtener una consistencia de pulpa. Se añade la soja precocinada y se deja cocer otros diez minutos. Poner tamari al gusto. Se colocan todos los ingredientes en una fuente para el horno ligeramente untada con aceite y se cubren con las rebanadas de tofu. Añadir, por encima, el queso rallado. Dejar cocer en el horno a 200 °C unos diez minutos, hasta que se dore bien.

Para 4 raciones   PROTEÍNAS

Pastel de avellanas y nueces de anacardo

½ taza de anacardos
½ taza de avellanas
1 cebolla mediana en rodajas
1 taza de apio cortado
1 taza de zanahoria en rodajas
1 taza de tomate en rodajas
1 cucharada de perejil, tomillo y mejorana o de cualquier
    otra hierba
1 huevo batido
jugo de tomate o agua para humedecer

Se muelen los anacardos y las avellanas, se saltea la cebolla
en aceite prensado en frío y se añade a los frutos secos. A
continuación, añadimos las hierbas, el huevo batido, las
verduras cortadas y el líquido para darle una consistencia
más clara. Se ponen en una fuente untada con aceite y se
adornan por encima con las rodajas de tomate. Cocer en el
horno a 150 °C durante unos cuarenta y cinco minutos.

6-8 porciones   PROTEÍNAS

Tempeh con col china y cebollino

2 cucharadas de aceite de oliva
250 g de tempeh
1 cebolla cortada en dados
2 tallos de apio en rodajas
½ cucharadita de cilantro molido
½ cucharadita de comino molido
½ cucharadita de cúrcuma
2 cucharadas de shoyu
4 hojas de col china cortada
1 manojo de cebollino troceado en partes de 2 cm de largo
2-3 cucharaditas de sésamo tostadas

1-2 cucharadas de zumo de limón

Se corta el tempeh en trozos pequeños. Se calienta el aceite de oliva en una cazuela y se fríe el tempeh por los dos lados hasta que quede ligeramente dorado. Se retira y se escurre sobre papel absorbente. En la misma cazuela se saltea la cebolla, el apio y las especias. Cuando la cebolla esté dorada, se añade agua y el shoyu, se tapa y durante unos cinco minutos se deja cocer a fuego moderado. Agregamos el tempeh y los demás ingredientes y dejamos cocer hasta que la col esté ligeramente crujiente y el tempeh se haya calentado bien. Retirar del fuego, condimentar y servir inmediatamente.

Para 4 raciones   PROTEÍNAS

Judías pintas

2 tazas de judías pintas
1 cebolla picada (opcional)
½ taza de jugo de tomate
1 taza de perejil picado

Se ponen las judías en remojo toda la noche y a la mañana siguiente se escurren. Se cuecen en la olla a presión con agua durante una hora a fuego vivo. Se escurren y dejan enfriar. Agregamos el zumo de tomate, el perejil y la cebolla.

Para 6 raciones   FÉCULAS

Soja al tahini con limón

2 tazas de soja seca
6 tazas de agua
2 cucharadas de aceite virgen de cártamo

1 cucharada de semillas de mostaza
1 cebolla grande cortada en cubitos
1 cucharadita de ajo picado
3 cucharaditas de jengibre rallado
3 cucharaditas de comino molido
3 cucharadita de cilantro molido
1 cucharadita de páprika
½ cucharadita de cúrcuma
4 tazas de agua
15 cm de tiras de alga kombu
2 cucharadas de shoyu
½ taza de zumo de limón
½ taza de tahini
2 cucharadas de aceite de sésamo tostado
2 cucharadas de kuzu o arruruz
1 taza de agua fría

Se lava la soja y luego se pone a remojo en seis tazas de agua entre ocho y veinticuatro horas. Escurrir.

Se calienta el aceite de cártamo en una cazuela y se saltean las semillas de mostaza hasta que estén tostadas. Se baja el fuego y se añade la cebolla, el ajo, el jengibre y las demás especias. Se deja cocer hasta que la cebolla se dore. Agregamos la soja escurrida junto con cuatro tazas de agua fría. Se lleva a ebullición y se elimina la espuma grisácea que aparece. Con las tijeras, se corta el kombu en tiras delgadas y cortas y se agregan a la cazuela. Se deja cocer a fuego lento tapado durante treinta minutos.

Se añade el shoyu, el zumo de limón y se deja cocer la soja a fuego lento otros cinco minutos más. Se mezcla y se añade el tahini y el aceite de sésamo. Se diluye el kuzu en agua fría, se añade al guiso y se remueve. Cocer a fuego vivo mientras removemos hasta que el kuzu haya espesado el líquido de cocción formando una crema.

Para 6 raciones   PROTEÍNAS

Pastel de espinacas o de bróculi

1 manojo de espinacas o unas cabezas de bróculi (lavadas y
    cortadas)
1 pimiento en rodajas
2 huevos
1 taza de queso rallado
2 cebollas en rodajas
1 taza de requesón
hierbas al gusto

Se ponen las espinacas o el bróculi, una cebolla y el pimiento en una fuente para horno. Se hace un puré con el requesón, los huevos, las hierbas y la otra cebolla y se vierte sobre
las espinacas o el bróculi. Se cubre con el queso rallado y se
deja cocer en el horno durante treinta o cuarenta minutos a
fuego moderado.

Para 6-8 raciones   PROTEÍNAS

Pastel de lentejas

1 taza de lentejas o de judías secas
1 taza de cebolla picada
1 taza de apio en rodajas
1 taza de zanahoria en rodajas
3-4 tazas de agua
1 cucharada de hierbas variadas
1 cucharada de perejil

Se hierven las lentejas o las judías en agua hasta que estén bien cocidas, pero procurando no dejarlas más de
media hora para evitar que se deshagan. Se añaden las
verduras y se hierven hasta que queden tiernas y espesas.
Agregamos el perejil y las hierbas trinchadas. Se ponen
en una fuente para horno, se cubren con puré de patata y

se adornan con unas pellas de mantequilla sin sal. Dorar en el horno o al grill.

Para 6 raciones   FÉCULAS

Sabroso de arroz

2 tazas de arroz integral
4 tazas de agua
2 tazas de pimiento
1 taza de cebolla
½ taza de rábanos
2 tazas de apio
½ taza de perejil o de cebollino
salsa de soja (opcional)

Se hierve el arroz en el agua y se cuece a fuego lento hasta que el agua haya sido absorbida (aproximadamente unos cuarenta y cinco minutos). Se cortan finamente los demás ingredientes crudos y se agregan al arroz. Poner finalmente el arroz en el horno caliente durante cinco minutos.

Para 8 raciones   FÉCULAS

Cazuela de trigo sarraceno

1 ½ tazas de trigo sarraceno
3 tazas de agua hirviendo
1 taza de cebolla picada
1 taza de apio en rodajas
1 taza de setas cortadas
hierbas variadas
un chorrito de aceite (prensado en frío)
1 taza de pimienta verde

140

Se hecha el trigo sarraceno o la cebada en el agua hirviendo y se deja cocer durante veinte minutos, hasta que toda el agua haya sido absorbida y el trigo sarraceno o la cebada esté tierno. Se cubre el cazo y se pone en el fuego de nuevo hasta que el cereal quede esponjoso (alrededor de veinte minutos). Se saltean las verduras y las hierbas durante dos o tres minutos en aceite prensado en frío y se agrega el trigo sarraceno o la cebada. Poner en el horno durante veinte minutos.

Para 4 raciones   FÉCULAS

Suprema de aguacate

2 aguacates maduros
zumo de limón
4 escalonias cortadas en rodajas
½ taza de perejil trinchado
1 taza de anacardos molidos
⅓ taza de nata acidificada

Se majan los aguacates hasta obtener un puré. Se añade el zumo de limón inmediatamente. Se agregan los demás ingredientes y se mezclan bien. Se pone todo en una fuente para el horno y se mantiene a temperatura moderada durante quince a veinte minutos, teniendo en cuanta que se trata de calentar bien pero no de cocer. Servir con ensalada verde y con judías verdes o con bróculi al vapor.

Para 4 raciones   PROTEÍNAS

Setas rellenas de sésamo

12 setas medianas
2 cucharadas de tahini
1 diente de ajo (opcional)

141

2 cucharadas de hortalizas crudas (cebolla, pimiento, apio, tomate, cebolleta, etc.)cortadas en rodajas
1 cucharada de perejil trinchado
4 cucharadas de semillas de sésamo molidas
1 cucharada de tamari
4 cucharadas de requesón
una pizca de zumo de limón

Se pica el ajo y se mezcla junto con todos los demás ingredientes del relleno. Se corta el tallo de las setas y se rellenan con la mezcla que hemos obtenido. Se hornea a 200 °C durante quince a veinte minutos. Se colocan de nuevo los tallos sobre los rellenos en las bases de las setas y se vuelven a poner al horno durante otros quince minutos.

Para 4 raciones   PROTEÍNAS

Estofado de azukis y calabaza

2 tazas de azukis
agua
alga kombu en tiras de 15 cm
una pizca de sal marina
2 tazas de aceite de cártamo virgen
3 tazas de cebolla en rodajas
2 cucharaditas de ajo picado
3 cucharaditas de jengibre rallado
6 tazas de calabaza cortada en dados de 2 cm
2-3 tazas de apio en rodajas
3 cucharadas de vinagre de arroz integral
1 cucharada de mugi o miso genmai
½ taza de escalonias cortadas muy finas

Las azukis se lavan y se dejan en remojo durante toda la noche o al menos durante seis horas. Se escurren y se retira el agua. En tres tazas y media de agua se llevan a ebullición las judías azukis y el kombu. Se retira el kombu y se corta en tiras finas y cortas. Se rasa la superficie para eliminar cualquier espuma gris que se hubiera formado. Se vierte de nuevo el kombu en la olla. Se deja cocer tapado hasta que las judías se ablanden. Se sazona con la sal y se deja cocer unos pocos minutos más.

Se calienta el aceite en una cazuela y se saltea la cebolla, el ajo y el jengibre hasta que la cebolla quede transparente. Se añade la calabaza, y se deja cocer tapado durante cinco minutos. Sin deshacer las verduras, se trasvasan las azukis y se ponen encima de las verduras. En el centro de la capa de judías se hace un pequeño hueco y se rellena con el miso. Se le da otro hervor en la cazuela tapada a fuego lento o se pone en el horno a fuego moderado hasta que las verduras estén tiernas. Se pone miso, se acaba se sazonar y se retirar del fuego. Aderezar cada servicio con unas rodajas de escalonia.

Para 6-8 raciones   FÉCULAS

Delicia de aguacate

3 aguacates
½ taza de trigo germinado
½ taza de tomates en rodajas
1 taza de queso rallado
unas cuantas cebolletas en rodajas
2 dientes de ajo picado
aderezo al gusto

Se mezclan los cinco últimos alimentos de los que se reservará una cucharada de queso para esparcirlo después por encima. Se rellenan los aguacates y se cubren del resto de queso. Se deja cocer en seco al horno en una fuente apropiada durante aproximadamente quince minutos a 190 °C. Sírvase con ensalada mixta.

Para 6 raciones   PROTEÍNAS

143

Zanahorias con salsa de jengibre y naranja

2 cucharadas de aceite de cártamo virgen prensado en frío
2 cebollas medianas en rodajas
1 cucharada de jengibre rallado
750 g de zanahorias cortadas en bastoncitos
corteza de una naranja rallada finamente
½ de shoyu
½ aproximado de taza de maltosa o miel de arroz
1 cucharada de kuzu (o arruruz)
agua

Se calienta el aceite en una cazuela y se saltean las cebollas y el jengibre hasta que las cebollas queden transparentes, se añaden la corteza y el zumo de naranja, el shoyu, la maltosa y media taza de agua y se deja cocer tapado a fuego lento hasta que las verduras estén tiernas. Se disuelve el kuzu en tres cuartas partes de una taza de agua fría y se agrega a las verduras y se remueve. Se deja hervir a fuego fuerte hasta que el arruruz se haya aclarado. Retírese del fuego.

Para 6 raciones

Cocido de tofu al tahini

600 g de tofu
½ taza de tahini
2 cucharadas de shoyu o sal al gusto
2 cucharadas de zumo de limón
2-3 tazas de agua
1 cucharadita de jengibre rallado

Se corta el tofu en filetes y se extienden en la cazuela. Se mezclan los demás ingredientes y se vierten sobre el tofu. Dejar cocer a fuego lento tapado durante cinco minutos.

Para 4 raciones   PROTEÍNAS

Cazuela de tempeh

Adobo
½ taza de zumo de limón
½ taza de shoyu
¾ taza de agua

250 g de tempeh
½ taza de aceite de cártamo virgen
1 taza de cebollas en rodajas
2 tazas de bastoncitos de zanahorias
1 taza de bastoncitos de nabo
2 cucharaditas de ajo picado
½ manojo de escalonias cortadas en tiras de 2 cm de largo
1 cucharada de kuzu o arruruz
1 taza de agua fría

Se mezclan los ingredientes para el adobo. Se corta el tempeh en pequeños trocitos y se deja en el adobo en un plato llano durante al menos diez minutos, dándole la vuelta una vez. Se escurre el tempeh y se guarda el adobo. Se calienta la sartén con dos cucharadas de aceite y se fríe el tempeh de ambos lados. Añádase más aceite en caso necesario. A continuación, se retira, se escurre en papel absorbente y se deja aparte.

Se calientan dos cucharadas de aceite en la cazuela y se saltean las cebollas hasta que se doren, se agregan las zanahorias y el nabo. Se deja rehogar tapado durante cinco minutos. Agregamos el tempeh y el adobo y se deja cocer a fuego lento tapado durante quince minutos, removiendo con cuidado de vez en cuando. Se añaden el ajo y la parte blanca de las escalonias y se deja cocer durante otros cinco minutos más. Se agrega entonces la parte verde de las escalonias y se deja cocer hasta que se vuelvan de un tono verde brillante.

Se disuelve el kuzu en agua fría. Se apartan hacia un lado las verduras y se añade el kuzu al adobo mientras va removiendo. Dejar cocer hasta que el líquido se espesa y mezclar bien las verduras.

Para 4-6 raciones   PROTEÍNAS

Dahl de verduras

2 cucharadas de aceite de cártamo virgen
1 ½ de semillas de mostaza
2 cebollas medianas cortadas en rodajas de 1 cm
2 cucharaditas de ajo picado
2 cucharaditas de jengibre rallado
1 ½ de comino molido
1 ½ cucharaditas de cilantro molido
½ cucharadita de hinojo molido
½ cucharadita de pimienta
½ cucharadita de páprika
2 zanahorias cortadas en trozos de 1 cm
1 taza de calabaza cortada en cubitos
2 tazas de guisantes
1 hoja de laurel
6 tazas de agua
alga kombu en tiras de 15 cm
2 mazorcas de maíz
½ cucharadita de sal marina
1 cucharada de shoyu
1 taza de guisantes verdes
½ pimiento rojo en rodajas (opcional)
½ taza de escalonias en rodajas

Se calienta aceite en la cazuela y se saltean las semillas de mostaza a fuego fuerte hasta que empiezan a tostarse. Se baja el fuego y se cuecen las cebollas, el ajo, el jengibre y las especia hasta que las cebollas se doren. Se pasa la pulpa de calabaza y las zanahorias por un multirrobot de cocina.

Los guisantes se lavan, se escurren y se añaden a la cazuela. Se agrega agua, la hoja de laurel y el kombu a la verdura y se lleva a la ebullición. Se elimina la espuma grisácea que se forma tras el hervor. Se retira el kombu, se corta finamente y se vuelve a echar en la cazuela. Se deja cocer durante veinte minutos. Se desgranan las mazorcas de maíz y se añaden los granos. Cuando los guisantes partidos estén tiernos, se añade la sal, el shoyu, los guisantes y el pimiento y se deja cocer durante cinco minutos. Si es necesario, se acaba de sazonar al gusto. Sírvase aderezado con rodajas de escalonia.

Para 6 raciones   FÉCULAS

Trucha con limón al horno

2 truchas
2 cucharaditas de ajo en rodajas
½ taza de perejil trinchado
zumo de dos limones
½ taza de agua

Se lavan las truchas y se colocan en una fuente para el horno. Se rellenan de ajo y perejil. Se rocían del zumo de limón y el agua, se tapa y se deja al horno a 190 °C durante cuarenta o cincuenta minutos, dándole la vuelta al pescado a los veinticinco minutos.

Para 4 raciones   PROTEÍNAS

Salmón marinado

250 g de filete de salmón u otro pescado
3 cucharaditas de zumo de limón
2 cucharadas de shoyu
½ taza de agua

147

Se mezclan todos los ingredientes en un plato llano y se dejan en escabeche durante al menos diez minutos. Se extienden en una sartén y se dejan freír tapado tres minutos de cada lado.

Para 4 raciones PROTEÍNAS

Crema de verduras al vapor

1 lata de zumo de tomate
1 cucharadita de quelpo en polvo
1 taza de agua
1 litro de caldo vegetal
1 taza de harina integral
1 cubito de caldo

En una olla se cuecen el zumo de tomate, el caldo, el quelpo y el cubito de caldo hasta llevar a la ebullición y se deja cocer a fuego lento durante cinco minutos, removiendo continuamente. Se retira del fuego.

Se mezcla la harina con el agua hasta obtener una pasta. Se vuelve a poner la olla al fuego y se añade esta pasta lentamente. Se deja cocer a fuego lento removiendo hasta que se espese. Sírvase en bols.

Para 30 tazas VERDURAS FECULANTES NO APROPIADAS

Brotes de soja

600 g de brotes de soja
2 cucharadas de aceite de cártamo virgen
1 ½ tazas de cebollas picadas
1 cucharadita de ajo picado
1 cucharadita de aceite de sésamo
1 cucharadita de jengibre rallado

3 cucharadas de shoyu
2 cucharadas de arroz integral
vinagre

Se colocan los brotes de soja en un colador y se escaldan con agua hirviendo. Se escurren. Se calienta el aceite de cártamo en el wok y se saltean las cebollas, el ajo y el jengibre hasta que las cebolla se doren. Se adereza, se deja rehogar durante dos minutos y se apaga. Se añade la soja germinada. Sírvase caliente o frío.

Para 6 raciones

Estofado de verduras

2 patatas cortadas en cubitos
1 cebolla en rodajas
½ taza de guisantes
2 zanahorias en rodajas
10 setas cortadas en rodajitas
1 pimiento cortado en cubitos
3 patatas al vapor y hechas puré
2 cucharaditas de cubitos de condimentación
1 cucharadita de mantequilla sin sal

Se mezclan todas las verduras menos las patatas majadas y se saltean en manteca sin sal hasta que se pongan tiernas. Añádase el cubito de condimentación.

Se colocan las verduras salteadas en fuentes individuales o en una grande y se extiende una capa de puré de patatas. Para conseguir una mayor textura se puede espolvorear una fina capa de migas de pan encima de las patatas y adornar con unas pellas de mantequilla sin sal. Se pone al horno previamente calentado para calentar de nuevo y dorar por encima. Sírvase aderezado con perejil picado.

Para 4 raciones

Cazuela de pasta con champiñones y berenjena

375 g de macarrones integrales
3 berenjenas medianas
15 champiñones medianos cortados en rodajas
2-3 puerros
2 cebollas
1 pimiento rojo cortado en cubitos
2 cucharaditas de mantequilla

Se cortan las berenjenas en rodajas de un centímetro de grosor y se echan en una olla con agua hirviendo durante dos minutos. Se escurren inmediatamente y se corta la berenjena en dados de un centímetro. Se lavan los puerros y se cortan los extremos para eliminar la tierra. Se limpian los champiñones y se cortan en rodajas desde el casquete hasta el final del tallo. Se cortan también los puerros en finas rodajas.

Se saltean las cebollas, el pimiento y los puerros en la mantequilla hasta que se hagan tiernos. Se añaden entonces la berenjena y los champiñones cortados y se dejan cocer durante otro minuto o dos. Se hierven los macarrones integrales en una olla grande con al menos dos litros de agua durante aproximadamente cinco minutos, justo hasta que estén tiernos. Se escurren los macarrones y se mezclan las verduras salteadas y los macarrones. Se coloca la mezcla en una fuente para horno con dos cucharadas de agua caliente, se cubre con aluminio y se vuelve a calentar a fuego moderado en el horno durante veinte a treinta minutos.

Sírvase aderezado con perejil picado.

Para 8 raciones

Sopas

Caldo potásico

1 taza de agua
1 patata sin pelar en rodajas
1 cebolla en rodajas
1 zanahoria rallada
1 hoja de col o de espinaca
1 tallo de apio en rodajas

Se dejan cocer durante veinte minutos y se tamiza.

Para 2 raciones

Sopa minestrone

agua
$2/3$ de judías blancas, pintas y rojas
$1/3$ taza de cebada no perlada
8 tiras de kombu (15 cm)
1 cucharada de aceite
2 cebollas en rodajas
1 cucharadita de ajo picado
2 cucharaditas de orégano
$1/3$ de un paquete de fideos integrales
$1/2$ de perejil cortado
2 zanahorias grandes en rodajas
250 g de calabacín pequeño cortado en rodajas
$1/2$ taza de shoyu

Se ponen las judías pintas en remojo durante seis a ocho horas, se escurren y se retira el agua. Se llevan a ebullición diez tazas de agua, las judías pintas, la cebada y el kombu. Se elimina la espuma grisácea que se forma tras el hervor.

Se retira el kombu, se corta en tiras finas y cortas y se guardan a parte. Se dejan cocer a fuego lento las judías y la cebada durante treinta minutos.

En una cazuela se saltean las cebollas y el ajo hasta que se vuelvan transparentes. Se añaden las zanahorias, el kombu, el calabacín. Se añaden las verduras, el shoyu y el orégano a la olla de la sopa y se dejan cocer a fuego lento durante veinte minutos.

Se agregan los fideos a la sopa hasta que se han hecho (veinte minutos). Se acaban de condimentar y se añade agua en caso necesario. Se añade el perejil a la sopa justo antes de servir.

Para 6 raciones   FÉCULAS

Sopa de zanahorias y cilantro

1 cucharada de aceite de cártamo virgen
2 cebollas medianas cortadas en dados
½ taza de cilantro molido finamente
2 cucharaditas de semillas de cilantro, recién molidas
1 ½ g de zanahorias limpias cortadas en rodajas
6 tazas de agua
1 ⅓ tazas de harina integral
sal vegetal al gusto

Se calienta el aceite en una olla y se saltean ligeramente las cebollas y el cilantro. Se añaden las zanahorias y dos tazas de agua, se dejan cocer tapado a fuego lento hasta que las zanahorias estén tiernas. Se agregan cuatro tazas más de agua y se pasa por el pasapuré. Se añaden la harina y la sal y se mezclan bien. A continuación, se lleva a ebullición y se deja cocer a fuego suave durante diez minutos.

Para 14 raciones   FÉCULAS

Entrantes y ensaladas

Dip de aguacate y ricota

1 aguacate maduro
½ taza (125 g) de queso de ricota
1 cucharadita de limón
½ cucharadita de comino molido

Se mezclan bien todos los ingredientes hasta obtener una masa homogénea y se deja enfriar en la nevera. Se adereza con páprika y/o perejil fresco. Sírvase con crudités de hortalizas frescas, como por ejemplo bastoncitos de zanahoria o de apio, ramilletes de coliflor o galletitas de arroz.

Para 4 raciones   PROTEÍNAS

Ensalada de germinados

Se deja 1 ½ tazas de semillas en remojo durante una noche. Se aclaran bien y se escurren en el colador o tamiz de tela sobre un recipiente.

Se aclaran al menos dos o tres veces, si es posible, al día, escurriendo siempre bien. El germen está listo al cabo de unos tres días en verano y de unos cinco o siete en invierno. Se debe alejar de la exposición directa del sol para germinar o colocar en el alféizar de la ventana directamente bajo el sol para que se forme la clorofila.

El germen de trigo está listo cuando ha alcanzado un centímetro de largo; los germinados de lentejas se forman rápidamente (se emplean de hasta tres centímetros de largo). Los brotes de girasol se pueden comer con un centímetro. Cuando los brotes estén listos, se colocan en un recipiente en la nevera si se quieren conservar durante unos días. Se añaden, principalmente, a las ensaladas o se sirven como un plato adicional, aunque pueden utilizarse para pasteles, pasados por el pasapuré, o también como una base para sopas o aderezos.

NEUTRO

Ensalada Waldorf

½ taza de nueces cortadas
1 tallo de apio en rodajas
1 manzana verde cortada en cubitos
yogur o mayonesa para ligar

Se mezclan todos los ingredientes y el aliño. Sírvase sobre una base de lechuga y aderécese con fruta como manzana, papaya o pera. Añada algunas ciruelas por encima.

Para 1 ración   PROTEÍNAS

Ensalada de maíz

90 granos de maíz hervido
30 g de perejil
un poco de mayonesa para ligar

Se mezclan todos los ingredientes removiendo. Sírvase sobre una base de lechuga, rodeada de rodajas de pepino y de pimiento. Aderezar con manzana roja o aguacate, plátano, papaya o dátiles.

Para 1 ración   FÉCULAS

Ensalada de patatas

3 tazas de patatas al vapor
½ taza de apio en rodajas
½ taza de zanahorias ralladas
½ taza de cebollino en rodajas

Mezcla de hiervas frescas picadas finamente. Se colocan todos los ingredientes en un bol de ensalada donde se mezclan con una de las salsas que se citan el la página 163.

FÉCULAS

Ensalada de coliflor

1 coliflor cruda finamente cortada
1 cucharadita de menta o de cebollino finamente cortado
1 cucharadita de mayonesa
unas gotas de zumo de limón

Mezclar todos los ingredientes.

Para 6 raciones

Ensalada de col

½ col verde en rodajas
½ col lombarda en rodajas
1 pimiento cortado en cubitos
mayonesa de soja y zumo de manzana al gusto
1 taza de brotes de soja (opcional)
1 taza de zanahorias ralladas (opcional)

Mezclar todos los ingredientes.

Para 6 raciones

Ensalada de zanahoria

2 zanahorias grandes ralladas
2 cucharadas de coco rallado
2 cucharadas de pasas de Corinto o sultanas
1 taza de brotes de soja
zumo de naranja (opcional)

Mezclar todos los ingredientes.

Para 6 raciones

Ensalada de calabacín

3 calabacines crudos en finas rodajas
1 cucharada de menta o de cebollino en rodajas
mayonesa
unas gotas de zumo de limón

Mezclar todos los ingredientes.

Para 6 raciones

Ensalada de chirivía

3 chirivías crudas ralladas
½ taza de dátiles cortados muy finamente
mayonesa al gusto

Mezclar todos los ingredientes.

Para 6 raciones

Ensalada de brócoli y pasta

1 ½ tazas de pasta (150g)
350 g de ramilletes de brócoli
1 pimiento rojo pequeño
1 cucharada de perejil fresco picado
Salsa
1 diente de ajo picado
½ aguacate
1 ½ cucharadas de aceite de oliva
1 yema de huevo
1 cucharada de nata acidificada

Se prepara la salsa de antemano para que adquiera mejor sabor. Se pica un diente de ajo y se mezcla con el resto de ingredientes. Se rocía el aceite y zumo de limón. Se añade huevo si se quiere una salsa más cremosa.

Hervimos los fideos de soja unos quince minutos hasta que estén tiernos.

Se cuecen ligeramente el bróculi y las rodajas de pimiento al vapor. Se mezclan lentamente removiendo los fideos y las verduras, luego la mezcla se rocía con la salsa y se deja que absorba. Sírvase inmediatamente.

Para 4 raciones   FÉCULAS

Ensalada verde

1 cabeza de lechuga francesa
2-3 hojas de espinacas
½ pimiento rojo cortado a tiras
½ cabeza de lechuga
2-3 extremos superiores de tallos de apio
Salsa
1 ½ cucharaditas de aceite de oliva
1 cucharada de zumo de limón

1 diente de ajo
1 huevo pequeño (opcional) para obtener una salsa más
   cremosa
pimienta negra molida

Se lavan las hortalizas, se cortan y se echan en un bol. Se añaden las tiras de pimiento y la salsa previamente mezclada. Remover.

Para 4 raciones   SALSA ÁCIDA NO ADECUADA PARA FÉCULAS

Crujiente de manzana y apio

1 manzana verde
1-2 tallos de apio
1 cucharadita de yogur
1 cucharadita de nata (opcional)

Se sacan las huesecillos de la manzana, se divide en cuartos y se corta en finas rodajas. Se corta el apio en rodajas muy finas. Se mezclan los dos ingredientes, el yogur y la nata aparte, que se echarán sobre la mezcla inicial.

Para 2 raciones   PROTEÍNAS

Ensalada triple (zanahorias, coliflor, coco)

1 ½ tazas de zanahorias ralladas
1 ½ tazas de ramilletes de coliflor
½ taza de coco rallado
½ cucharadita de zumo de limón

Se mezclan los ingredientes dando vueltas. Es preferible que el coco sea recién rallado de trozos gruesos que coco desecado finamente rallado. Aderécese con perejil o cebollino fresco.

Para 4 raciones PROTEÍNAS

Ensalada de col lombarda y verde

1 taza de col lombarda cortada finamente
1 taza de col verde cortada finamente
1 taza de apio cortado en cubitos
1 taza de zanahorias ralladas
3 cucharaditas de eneldo o perejil
4 escalonias cortadas en cubitos

NEUTRO

Salsa
1 ½ cucharadas de aceite de oliva
1 cucharada de zumo de limón
1 diente de ajo picado
1 huevo pequeño
pimienta negra molida

Se mezclan los ingredientes de la salsa. Se combinan las hortalizas y se les da vueltas suavemente. Se añade la cantidad de salsa necesaria.

Para 4 raciones PROTEÍNAS

Ensalada de aguacate 1

En bols con lechuga crujiente sírvanse mezclados los siguientes ingredientes:

½ taza de aguacate en rodajas
½ taza de manzana en rodajas
½ taza de germinados de alfalfa

Para 1 persona

Ensalada de aguacate 2

2 manzanas en rodajas o cubitos
2 tallos de apio en cubitos
1 pepino cortado en rodajas
½ taza de uvas pasas (previamente en remojo)
1 taza de aguacate maduro

Ensalada de aguacate 3

½ taza de apio en rodajas
½ taza de zanahoria rallada
½ taza de germinados de girasol
½ taza de espinacas o de acelgas cortadas
1 taza de aguacate maduro en rodajas
½ taza de pimiento rojo en rodajas

Para 2 raciones

Ensalada de aguacate 4

½ taza de tomates en rodajas
½ taza de pepino en rodajas
1 cucharada de aceite de oliva
½ aguacate en rodajas
un pellizco de orégano

Se añaden a una base de lechuga y de germinados de gira-sol.

Para 1 persona

Salsas

Salsa de requesón

½ taza de zumo de limón
3 ó 4 ramitas de menta
1 taza de requesón
3 ó 4 rodajas de cebolla (opcional)

Usar una batidora: se bate el zumo de limón y gradualmente se añade el requesón, la menta, etc. Se bate durante un minuto.

PROTEÍNAS

Mayonesa instantánea

2 yemas de huevo
2 cucharadas de zumo de limón
½ cucharadita de varias hierbas
½ taza de aceite prensado en frío

Se sigue la preparación tradicional de la mayonesa. Resulta también deliciosa sobre verduras no feculentas al vapor o salteadas.

PROTEÍNAS

Mantequilla de cacahuetes

½ taza de zumo de limón
½ taza de agua
2 cucharadas de miel
2 cucharadas de mantequilla de cacahuetes o de anacardos

Se baten juntos todos los ingredientes durante un minuto.

PROTEÍNAS

161

Salsa de piña

½ piña pequeña
½ pimiento
2 rábanos
½ cebolla
1 tallo de apio
1 ramita de menta

Se corta la piña en rodajas y se bate con el resto de los ingredientes hasta obtener una crema homogénea.

SÍRVASE CON PROTEÍNAS O ENSALADA

Salsa de aguacate 1

1 aguacate grande y maduro
2 dientes de ajo
1 cucharadita de aceite de coco
1 a ½ taza de agua fresca
una pizca de quelpo

Se baten todos los ingredientes. Sírvase fría.

1 ½ tazas

Salsa de aguacate 2

1 aguacate grande y maduro
½ taza de perejil picado
2 cucharaditas de quelpo
2 cucharaditas de tamari

Se bate todo y se deja enfriar. Si se obtiene una masa demasiado espesa puede añadirse un poco de agua o de aceite.

1 ½ tazas

Salsa para ensalada de patatas 1

1 aguacate maduro
1 yema de huevo
1-2 cucharaditas de aceite prensado en frío
1 cucharadita de tamari de sal reducida

Se baten todos los ingredientes.

SÍRVASE CON FÉCULAS

Salsa para ensalada de patatas 2

1 aguacate maduro
½ taza de zumo de apio

Se baten los ingredientes. Se vierte sobre la ensalada de patatas.

SÍRVASE CON FÉCULAS

Postres

Macedonia cosmopolita

papaya
manzana
pera
fruta de la pasión
o
papaya
fruta de la pasión
arándanos

Se corta toda la fruta y se pasa por el multirobot de cocina. Se añaden uvas enteras.
Sírvase con semillas de girasol o coco molido y/o requesón.

FRUTAS SEMIÁCIDAS

Tabla de frutas y requesón

Cualquier fruta, excepto el plátano, cortada en rodajas o cuartos sobre una base de lechuga. Se adereza con tomate, apio, perejil, pepino, ciruelas o cebolletas. Se colocan 90 g de requesón en el centro.

Para 1 persona   PROTEÍNAS

Macedonia tropical

papaya
naranja (o mandarina)
piña
fruta de la pasión

Se cortan todos los ingredientes y se mezclan. Sírvase con unas semillas de girasol o coco molido y/o requesón.

FRUTA ÁCIDA

Macedonia exótica

papaya
plátano
dátiles
mango
uvas

Se cortan la papaya y el mango en cubitos y se mezclan, agregando encima las uvas enteras y los dátiles cortados finamente. Se corta el plátano en rodajitas y se decora la ensalada.

FRUTA DULCE

Sirope de fruta

2 tazas de fruta
½ taza de dátiles
½ taza de pasas

Se llevan a ebullición todos los ingredientes hasta que la fruta esté tierna. Se deja en reposo una noche. Se bate hasta obtener un sirope. Sírvase en jarras para verterlo sobre arroz.

Para 10 raciones   FRUTA DULCE

Manzana al horno

1 manzana verde
1 cucharada de pasas sultanas
½ cucharada de mantequilla
una pizca de canela
agua

Se quitan los huesecillos de la manzana, se rellena con pasas, se añade encima mantequilla y canela. Se pincha la piel por el centro para evitar que reviente. Se deja cocer en dos centímetros de agua en una bandeja del horno a 220 °C durante treinta a treinta y cinco minutos. Sírvase fría con crema de frutos secos.

PROTEÍNAS

Crema de frutos secos

½ taza de anacardos desmenuzados
½ cucharadita de vainilla
agua

Se baten todos los ingredientes añadiendo agua gradualmente hasta conseguir la textura de una crema espesa.

Para 1 ración PROTEÍNAS

Frutas a la barbacoa

manzanas, peras

Se envuelven en papel de aluminio y se ponen en el horno o en la barbacoa. Sírvase con crema de yogur o tahini.

Arroz al horno

3 tazas de arroz
2 yema de huevo
1 cucharadita de vainilla
½ vaso de agua extra
6 tazas de agua
10 pellas de mantequilla
1 taza de dátiles cortados

Se hierven las seis tazas de agua, se añade el arroz lentamente y se deja cocer hasta que esté tierno (añádase agua si es necesario). Se mezclan el arroz cocido, los dátiles, las yemas de huevo y la vainilla y se remueve enérgicamente.

Se extiende la mezcla en una fuente para el horno y se añaden por encima las pellas de mantequilla. Se agrega algo de agua extra si a la mezcla parece que le falta líquido. Se deja cocer a 180 °C durante quince minutos. Sírvase frío con sirope de frutas.

Para 10 raciones   FÉCULAS

Requesón fresco

2 litros de leche de cabra o de vaca
¾ taza de zumo de limón

En leche a temperatura ambiente, se añade zumo de limón hasta obtener requesón. Se deja reposar tres o cuatro horas. A continuación, se deja colgado en una bolsa de algodón mojada durante la noche para que gotee bien. Se puede guardar el suero aparte, y se añade a las bebidas de frutas o a la sopa.

PROTEÍNAS

Ensalada de manzanas y pasas

½ kg de manzanas
1 taza de pasas lavadas
½ taza de zumo de manzana
1 cucharadita de corteza de limón
½ cucharadita de esencia de vainilla
½ cucharadita de canela
½ cucharadita de zumo de jengibre
una pizca de sal marina

Se lavan, se cortan en cuartos y se quitan los huesecillos de las manzanas. Se cortan los cuartos en tres trozos y se colocan todos los ingredientes en un cazo. Se lleva a ebullición y se tapa a fuego medio durante cinco a quince minutos. Sírvase caliente o frío.

Para 6 raciones

Postre armenio

Se corta un aguacate por la mitad y se quita el hueso. Se dejan en remojo algunos dátiles y pasas, se escurren y se mezclan con un poco de miel y se calientan ligeramente. Se vierte el aguacate por encima y se sirve inmediatamente.

Para 2 raciones

Postre de requesón y frutas

2 tazas de requesón fresco
1 cestito de fresas, arándanos o frambuesas (o ciruelas tiernas si no es estación de bayas)

Se baten el requesón y las bayas o las ciruelas durante un minuto. Sírvase con fruta fresca.

Bebidas

Zumo de zanahorias/clorofila

½ taza de zumo de zanahorias
½ taza de zumo de espinacas/apio
½ taza de agua

Licuar.

NEUTRO

Leche de almendras

22 almendras peladas
2 gotas de esencia de vainilla
1 vaso de agua

Licuar. Tamizar si se prefiere.

PROTEÍNAS

Zumos vegetales

Buen tentempié o aperitivo. Diluir zumo con ½ taza de agua clara y fría.

Alternativas:

1 zanahoria, apio, perejil
2 pepino, perejil, tomate
3 zanahorias, apio, manzana

Agua mineral o soda

Añadir limón exprimido o rodaja de limón al agua mineral o soda.

Infusiones

Los tés de hierbas, calientes o fríos, son ideales para adultos y niños de todas las edades. Los de frutas son especialmente apreciados entre los niños, como por ejemplo el de limón o el de caisis. La manzanilla es óptima antes de ir a dormir.

Infusión de perejil y de apio

½ taza de perejil cortado
½ taza de apio cortado
1 taza de agua

Se mezclan todos los ingredientes y se llevan a ebullición lentamente. Se deja cocer a fuego lento durante uno o dos minutos. Tamizar.

Tentempiés

Muesli

1 cucharada de copos de arroz
1 cucharada de coco rallado
1 cucharada de pasas o sultanas (lavadas)
una pizca de canela
1 ½ tazas de fruta en rodajas (manzana, uvas, etc.)

½ taza de zumo de manzana o de uva

Se dejan en remojo los copos de arroz en zumo de manzana o de uva al menos una hora o si es posible toda la noche. Se añaden entonces los ingredientes restantes y se mezclan bien.

FRUTAS SEMIÁCIDAS, DULCES Y FÉCULAS

Galletas de pasas y avena

3 tazas de copos de avena
1 ½ tazas de harina integral
½ cucharadita de canela
1 ½ tazas de pasas sin azufre
¾ taza de dátiles secos o higos cortados
½ taza de aceite de cártamo prensado en frío
2 cucharadas de sirope de arce (opcional)
½ cucharada de corteza de limón finamente rallada
2 tazas de zumo de manzana

Se mezclan todos los ingredientes secos en un bol. Se mezclan los restantes y se añaden a los secos para formar la consistencia de una pasta. Mediante una cuchara se extiende esta pasta sobre una fuente para el horno untadas con aceite en forma de galletas de cinco centímetros de diámetro y 1 cm de espesor. Se deja en el horno a 180 °C durante media hora o hasta que se hayan dorado.

Unas 30 galletas   FÉCULAS

Correspondencia de vocabulario entre las distintas comunidades hispanoparlantes

Aguacate	palta
Albaricoques	chabacanos, pelones
Boniato	batata, papa dulce, camote
Calabacines	zapallitos
Calabaza	zapallo, ahuyama
Cebolla tierna	cebolla de verdeo
Col	repollo
Coles de Bruselas	repollitos de Bruselas
Escalonias	eschalote
Fresas	frutillas
Guisantes	chícharos
Judías	porotos
Judías verdes	ejotes, chauchas
Maíz tierno	choclo
Melocotones	duraznos
Patata	papa
Pepino	cohombro
Pimientos	chiles, ajíes
Piña	ananá
Plátano	banana
Ruibarbo	mechoacán
Soja	soya
Tomate	jitomate

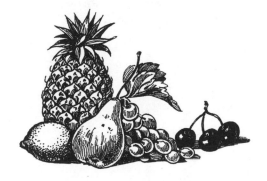

19. Alimentos naturales. Su valor nutritivo y sus combinaciones

Nuestro conocimiento acerca de la nutrición ha avanzado de tal modo que hoy ya sabemos que los alimentos están compuestos por ocho elementos distintos. Éstos son: las proteínas, los carbohidratos (azúcares y féculas), grasas, minerales, vitaminas, fibra y agua.

Los alimentos pueden clasificarse también en diferentes categorías en función de los componentes presentes en mayores cantidades o en función del elemento de mayor peso en cada alimento.

Si, por ejemplo, un alimento contiene una gran cantidad de proteínas, más del diez por ciento, entonces es denominado alimento proteico, incluso aunque contenga grandes cantidades de grasas o carbohidratos. De diferente modo, un alimento no se clasifica, por regla general, como graso a menos que sea grasa o aceite casi puros como el aceite vegetal o la mantequilla.

Los alimentos también se clasifican de acuerdo con su grado de concentración. Los alimentos «concentrados» son aquellos ricos en proteínas, en carbohidratos y en grasas y contienen relativamente una pequeña cantidad de agua. Los alimentos «voluminosos» son las frutas y las hortalizas que contienen una pequeña cantidad de proteínas, carbohidratos y grasas, pero una gran parte de ellos es agua, un buen ejemplo de los cuales lo constituye el melón.

Una tercera clasificación que es muy importante desde un punto de vista nutritivo es si los alimentos son acidificantes o alcalinizantes en el organismo. Los alimentos acidificantes como norma general son ricos en proteínas, carbohidratos y grasas que aumentan la acidez de los fluidos del organismo. Los alimentos alcalinizantes incluyen las frutas y las hortalizas voluminosas que incrementan, a su vez, la alcalinidad de los fluidos del organismo.

Según los investigadores que han estudiado qué constituye una diete equilibrada y sana, deberíamos comer de un setenta y cinco a un ochenta por ciento de alimentos alcalinizantes. El veinte a veinticinco por ciento restante debería consistir en alimentos concentrados y ricos en proteínas, carbohidratos y grasas. Este equilibrio que mantienen es imprescindible para garantizar que el organismo es capaz de actuar si existe un equilibrio de acidez-alcalinidad correcto.

A continuación, se ha relacionado una lista de los alimentos diarios más comunes. Comencemos por:

Alimentos proteicos

Los alimentos proteicos principales son los frutos secos, las legumbres, algunas semillas, el queso, el huevo y las carnes rojas y de ave. Si usted es un vegetariano, las fuentes de proteínas serán los frutos secos, la soja, las semillas, el queso sin tratar y los huevos de granja.

Los frutos secos, la soja y las semillas tienen propiedades excelentes. No contienen colesterol y sus ácidos grasos son casi siempre insaturados. Presentan fibra y no contienen antibióticos, hormonas ni vacunas, así como tampoco «toxinas producidas por el miedo» que se supone que se forman en el animal en el momento de sacrificarlo. Estos alimentos no producen ácido úrico (que causa la gota artrítica), no se descomponen en los intestinos y, normalmente, generan muchos menos deshechos ácidos que la carne.

Los frutos secos

Los frutos secos constituyen una valiosa fuente de proteínas y contienen grandes cantidades de aceite. Se considera que este aceite es un nutriente inestimable para aquellas personas que gocen de una buena salud, pero allí donde haya un problema de colesterol o de triglicéridos, en ese caso se recomienda que se descarten los frutos secos de la dieta hasta que haya desparecido el problema.

En la cáscara, los frutos secos se hallan herméticamente cerrados, lo que impide que el aceite se vuelva rancio. Su contenido en minerales y vitaminas es mucho mayor en su conjunto que el presente en la carne. El porcentaje de calcio es de cinco a diez veces mayor, al igual que el potasio. Su bajo contenido en sodio les permite tener una relación superior respecto del potasio.

Los frutos secos equivalen o son superiores a las carnes en vitamina B, debido a que las vitaminas de los frutos secos son más fáciles de digerir que las de la carne animal. Necesitamos menos frutos secos para obtener nuestras proteínas diarias (unos 85 g) que carne. Las proteínas de los frutos secos constituyen un alimento equilibrado y, cuando se toman como parte de una dieta sana, incorporando otros alimentos vegetarianos ricos en proteínas, proporcionan todos los aminoácidos esenciales necesarios para el ser humano.

Almendras

Este fruto seco es rico en proteínas (casi un veinte por ciento) y de menor contenido en aceite que la mayoría de los frutos secos (cincuenta y cuatro por ciento). Es el fruto seco más nutritivo en todos los sentidos debido a que es rico en calcio, hierro, potasio, magnesio, vitaminas B_2 y B_3.

La piel parda de la almendra contiene ácido tánico, un irritante que es recomendable evitar en aquellas personas que no gozan de buena salud. En aquellas que se sienten sanas, el organismo debería poder arreglárselas fácilmente con la piel. Como quiera que el blanqueado de fábrica está hecho a base de productos químicos, es recomendable que en casa introduzca las almendras crudas en agua y las deje hervir durante un par de minutos.

La almendra es uno de los mejores frutos secos para los vegetarianos, ya que constituye una rica fuente de proteínas. Una ensalada grande y 125 g de frutos secos es una comida estupenda para todos. La mejor combinación de las almendras es con hortalizas no feculantes y con frutas ácidas. No combinan bien con los azúcares, de modo que evite comer pasteles y galletas de almendras.

Nueces del Brasil

Otro fruto seco óptimo, aunque no tanto como la almendra. Procedente del Brasil, se cultiva en los fértiles bosques tropicales de la cuenca del Amazonas. Su contenido proteico es del catorce por ciento, su contenido en aceite, del setenta y siete por ciento y es rico en potasio, magnesio, hierro, cinc, selenio y vitamina B_1. Así mismo, presenta un alto contenido en fósforo, lo que le confiere una relación pobre de calcio respecto del fósforo. Debido a su contenido proteico, no se combinan bien con la féculas. Así pues se deben comer con hortalizas no feculantes y con frutas ácidas.

Anacardos

Este fruto seco es bastante nutritivo, con un contenido proteico del diecisiete por ciento y un contenido en aceite del cuarenta y seis por ciento, el más bajo de todos los frutos secos. Su sabor delicioso se debe a su contenido en carbohidratos del treinta por ciento, el más elevado entre los frutos secos. Los anacardos contienen potasio, magnesio y hierro, pero tienen un bajo contenido en calcio.

El anacardo está emparentado con el mango y es fruto de lo más peculiar. La parte carnosa en la parte superior del fruto seco se denomina la manzana del anacardo y se utiliza en Brasil tanto como el fruto seco. Se preparan bebidas y vinos a partir de su pulpa carnosa, jugosa y ácida. Es mejor comer los anacardos sin tostar. Son secos, lo que disipa el ácido y se eliminan así las cáscaras de modo que en el sentido más estricto los anacardos son «crudos» y un buen complemento de una dieta sana.

Como alimento proteico se combinan bien con hortalizas no feculantes.

Avellanas

Es el fruto seco con el contenido proteico más bajo (trece por ciento), por lo que apenas es considerado como un alimento proteico. Su contenido en aceite es del setenta y dos por ciento y es rico en potasio, magnesio, hierro, calcio, con una relación muy favorable de calcio respecto del fósforo.

Se combinan bien con hortalizas no feculantes.

Nueces

La nuez tiene un contenido proteico del quince por ciento y de aceite del setenta y cuatro por ciento. No debería abusarse de este fruto seco. Ricas en potasio, pero pobres en calcio, no cabe destacar apenas nada para recomendarlas, excepto que tienen un sabor delicioso cuando son frescas. Su aceite se vuelve rancio fácilmente, por lo que asegúrese de que únicamente las come cuando son crujiente y frescas.

Pecan

Con un contenido proteico del nueve por ciento y de aceite muy elevado del setenta y uno por ciento, son ricos en potasio y vitamina B_1.

Macadamia

De bajo contenido proteico (ocho por ciento) pero alto en aceite (setenta y dos por ciento) que es, en su mayor parte, insaturado. Se trata de un fruto seco caro, pero delicioso que puede utilizar de vez en cuando.

Pistacho

Una buena fuente proteica equivalente a la almendra con un veinte por ciento y un contenido en aceite de un cincuenta y cuatro por ciento. Muy rico en potasio y hierro, pero pobre en calcio y una relación más bien escasa de calcio respecto del fósforo.

Piñones

Excepcionalmente ricos en proteínas (treinta y uno por ciento) y relativamente pobres en aceite (cuarenta y siete por ciento), estos frutos secos presentan un elevado contenido en hierro, pero de baja relación de calcio respecto del fósforo. Pequeños, tiernos, dulces y apetitosos. Se combinan bien en ensaladas verdes frescas y con carnes. No deben emplearse junto a alimentos feculantes.

Coco

Un alimento útil rico en fibra (cuatro por ciento), pero no constituye una gran fuente proteica. El coco fresco sólo presenta un cuatro por ciento de proteínas, mientras que seco, un siete por ciento. El contenido en aceite es del treinta y cinco por ciento si está desecado.

En una dieta vegetariana, el coco y la leche de coco tomada sola y fresca son alimentos idóneos.

Leguminosas

Las leguminosas incluyen guisantes y judía secos, así como lentejas y cacahuetes. Son ricas en féculas y buenas fuentes de proteínas, principalmente, la soja. Las legumbres tienen un contenido en aceite más bajo que los frutos secos y constituyen una excelente fuente de minerales, vitaminas y fibra.

Desafortunadamente, algunas de ellas, sobre todo, la soja y los cacahuetes contienen un componente llamado «inhibidor de tripsina» que elimina la acción de la encima digestiva del mismo nombre que segrega el páncreas y pasa al duodeno. A fin de que las proteínas sean lo suficientemente digeribles, deben haber germinado o cocido previamente.

Soja

Las judías secas y crudas son los alimentos más ricos en proteínas con un contenido del treinta y cinco por ciento y un buen equilibrio de aminoácidos. El contenido en aceite es del dieciocho por ciento y es alto en minerales y vitaminas, sobre todo, potasio, hierro, calcio y vitamina B.

La soja se trata de diferentes maneras para obtener otros productos alimentarios. Existe una proteína de estructura vegetal con sabor a extractos vegetales y de hierbas que simulan los sabores de la carne de buey, jamón, pollo, etc., también tofu, fermentación de soja, salsa de soja, miso y tamari.

La salsa de soja es probable que contenga caramelo y colorantes y sabores artificiales, de modo que absténgase de tomarla. El miso y el tamari están hechos a partir de la fermentación de la soja, sal y agua hasta durante tres años. La materia sólida del fondo del recipiente es miso y el líquido tamari. Algunas marcas no contienen aditivos, por lo que pueden utilizarse en pequeñas cantidades.

Cacahuetes

Son muy nutritivos y tienen un contenido proteico de un veintiséis por ciento y en aceite de un cuarenta y ocho por ciento.

Pueden resultar difíciles de digerir. Esto puede solucionarse dejándolos cocerse en el horno o tostándolos ligeramente bajo el grill. Los cacahuetes tostados, a menos de que sean tostados en seco, no han sido tostados, sino fritos en aceite y no son recomendables. Lo mejor es comprar cacahuetes crudos y sin sal en un establecimiento de alimentación natural y tostarlos en seco en casa cuando se deseen consumir. La mantequilla de cacahuetes es mejor prepararla a partir de cacahuetes tostados en seco recién picados y que ha de consumirse lo antes posible. De venta también en tiendas de alimentación natural.

Garbanzos

Son bastante nutritivos, con un setenta y uno por ciento de contenido en carbohidratos (féculas) y un cinco por ciento en aceite. Presentan un alto contenido en fibras, un cinco por ciento, y requieren un periodo de cocción largo.

Lentejas

Son medianamente nutritivas, con un setenta y uno por ciento en carbohidratos, bajo contenido de grasas (uno por ciento). Las lentejas requieren poco tiempo de cocción.

Judías pintas

Una leguminosa apetitosa con casi un sesenta y dos por ciento de contenido en féculas y un dos por ciento en aceite. Necesitamos una cocción moderada y resultan estupendas combinadas con hortalizas recién cortadas y una salsa.

Semillas

Las semillas que constituyen fuentes proteicas incluyen las de girasol, de sésamo y las pepitas (núcleos de las semillas de calabaza). Presentan altos niveles de proteínas y aceite, pero tienen una relación pobre de calcio respecto al fósforo. En general, resultan bastante nutritivas.

Semillas de girasol

Son muy nutritivas. Su contenido proteico es de un treinta y cuatro por ciento, en carbohidratos, un diecinueve por ciento, proporción moderada en aceite con un cuarenta y siete por ciento, aunque son muy poliinsaturados. Ricas en fósforo, potasio y hierro, así como en vitaminas B y E. Constituye una semilla óptima para su uso regular.

Semillas de sésamo

Son tan pequeña que deben consumirse totalmente molidas, si no, pueden pasar a través del intestino sin digerirse. Su contenido proteico es de un dieciocho por ciento, en carbohidratos, un diecisiete por ciento, en aceite, un cincuenta y tres por ciento, y son ricas en vitaminas B_3. No tan recomendable resulta se elevado nivel de fósforo y de ácido fítico, que reduce la disponibilidad de minerales como el calcio.

El tahini está compuesto simplemente con semillas de sésamo molidas y puede utilizarse como un sustituto de la mantequilla y como salsa de ensaladas verdes.

Pepitas (núcleos de semilla de calabaza)

Tienen un alto contenido en proteínas (veintinueve por ciento). Su contenido en aceites es de un cuarenta y siete por ciento y en carbohidratos, de un quince por ciento. Son muy ricas en hierro. Desafortunadamente, el fósforo también alcanza niveles muy elevados, lo que da una desfavorable relación de calcio respecto del fósforo., de modo que consúmase solo ocasionalmente.

Frutas

Albaricoques

Esta fruta es difícil de encontrar en su mejor momento en el mercado, ya que se cosechan antes de tiempo, pero cuando se comen maduros, son deliciosos y muy valiosos.

Los albaricoques desecados constituyen un buen alimento, siempre y cuando se hayan desecado al sol. Debe prestarse especial atención en la compra de la mayoría de la fruta pasa, a que contienen conservantes como dióxido de azufre o peróxido de hidrógeno para su conservación y para su buen color.

Para mayor variedad, los albaricoques desecados pueden ser ablandados si se dejan en remojo durante una noche. Su cocción resulta innecesaria y destruye su valor nutritivo. Se combinan bien únicamente con frutas semiácidas y ácidas.

Dátiles

Existen más de siete mil variedades de la fruta de la palmera, pero pocos de nosotros alcanza a ver o a saborear más de una media docena de clases. El dátil maduro crece de dos centímetros y medio a diez centímetros de largo. A medida que madura, adquiere distintos colores. La maduración artificial confiere a la fruta un color homogéneo.

Como fruta dulce combina bien con otras frutas dulces, semiácidas y con hortalizas no feculantes.

Fresas

Ésta es, sin duda alguna, la más importante entre las frutas pequeñas. Las bayas deben ser recogidas en cuanto maduren, ya que las pequeñas siguen creciendo. Es una fruta ácida que no combina bien con frutas dulces y ricas en féculas. Las fresas son un excelente ingrediente de las macedonias de frutas ácidas y semiácidas.

Higos

Es una fruta en forma de pera, que en realidad se trata de un receptáculo grueso y hueco con una abertura al otro lado del tallo, alineado completamente con las pequeñas flores que se convierten en el verdadero fruto, las semillas del higo. Se utilizan cuatro clases de higos con fines comerciales. Entre ellas se encuentran la negra, rica en elementos reconstituyentes de la sangre y el organismo, el higo adriático, el más común, la clase smyrna, que resulta deliciosa desecada y muy dulce en sabor y la clase kadota, considerada superior a todas las demás variedades gracias a que el árbol es robusto y produce en gran cantidad.

Los higos desecados no contienen conservantes químicos y constituyen uno de los ingredientes más integrales, nutritivos y económicos. Pueden conservarse durante largos periodos de tiempo y resistir bien el calor y el frío.

Como fruta dulce, combina bien con otras frutas dulces y semiácidas, así como con hortalizas feculantes.

Mango

Ésta es una de las pocas frutas cuyo cultivo se remonta a cuatro mil años atrás. De forma ovalada, su color varía, aunque normalmente es amarillo albaricoque, en ocasiones con la base salpicada de color encarnado.

Jugoso y delicioso, se trata de una fruta semiácida que combina bien con otras frutas semiácidas y dulces.

Manzanas

La manzana es el fruto más popular en todo el mundo gracias a que se cultiva en climas templados y que a lo largo de la historia ha sido venerado como el alegórico árbol del saber. Las variedades de la manzana son tan numerosas que su clasificación necesitaría de un libro entero. Nadie pone en cuestión que la manzana encabeza la lista de las frutas. Tiene un aspecto apetitoso y, recién cogida del árbol, resulta una fruta crujiente y estimulante.

A partir de la manzana se elabora la sidra, que se halla en buenas condiciones mientras se conserve dulce. Es preferible no consumir vinagre de sidra, mantequilla de manzana, jalea de manzana, compota de manzana, etc., debido a los aditivos como la sal, el azúcar y las especies añadidas durante el proceso de elaboración.

Las rodajas de manzana secas y deshidratadas en el horno han perdido parte de su valor nutritivo, pero pueden consumirse en invierno cuando las manzanas frescas son difíciles de conseguir. También resultan útiles como sustitutos de los dulces. Es predominantemente alcalina, clasificada como una fruta semiácida y se combina bien con otras frutas semiácidas.

Melocotón

Conocido como la manzana de Persia, en esta fruta se aúnan la manzana y la naranja. Maduro resulta delicioso con todo su sabor. Si se recoge aún sin madurar no acabará adquiriendo su sabor característico. El melocotón desecado es también popular pero es sometido al tratamiento por dióxido de azufre que destruye sus propiedades nutritivas. Es recomendable, pues, comerlo desecado por procedimientos naturales que permiten conservar sus nutrientes.

Como fruta semiácida, combina bien con frutas semiácidas y dulces.

Melones

Grandes y de color amarillo verdoso, de sabor delicioso, la sandía es la clase más popular y cultivada en todo el mundo. Apaga la sed, es jugosa y presenta una corteza gruesa verde.

Todos los melones son ricos en minerales y resultan muy apetecibles en los meses de verano porque combinan tanto alimento como bebida.

Sin embargo, los melones no deberían combinarse con ningún otro alimento. Es mejor comerlos solos sin ningún aditivo de sal o azúcar. Si comer melón le altera el estómago, lo más probable es que sea debido a que se halla combinado con otros alimentos como helado o se han consumido al principio o al final de una comida pesada.

Aun siendo una fruta neutra, no coma melón en las tres horas anteriores a la próxima comida. La sandía debe comerse al menos media hora antes de una comida (ya que atraviesa el sistema digestivo rápidamente) o tres horas después, de manera que no permanezca en el estómago mientras el resto de alimentos van siendo digeridos. Si ello ocurre, el azúcar de la sandía fermentará y podrá causar nuevo problemas digestivos. Fruta neutra.

Papaya

Segunda en importancia, superada sólo por los plátanos en las zonas tropicales, la papaya es un buen sustituto del melón. Parecen pequeños melones de piel suave, color amarillo anaranjado y pulpa rojiza anaranjada. Su sabor es exquisito y dulce. Se puede estropear fácilmente si no se trata con cuidado.

Se trata de una fruta neutra que combina bien tanto con frutas dulces como con ácidas.

Pasas

Éste fue el nombre que se les dio a las pequeñas uvas o pasas de Corinto y se conocían como tales antes de que las uvas pasas se cultivaran. Originarias de Gran Bretaña y del norte de Europa, se cultivan en climas templados y las variedades comunes son rojas y blancas, aunque se comercializan unas veintiséis variedades. La pasa roja es rica en minerales.

Como fruta ácida se combina bien con otras frutas ácidas y semiácidas. Deben evitarse las féculas y las frutas dulces.

Plátanos

Delicioso, apetecible y un alimento corriente para muchos gracias a su alto valor nutritivo y su carácter digerible. Resulta un alimento idóneo para niños y convalecientes y se conserva limpio gracias a su gruesa piel que actúa como protección ante los agentes contaminantes.

Mientras la fruta es verde es principalmente feculenta, pero a medida que madura, las féculas se convierten en azúcar. Cuando la piel es amarilla y se halla moteada por pequeñas manchas oscuras es cuando está en su punto y resulta delicioso y digerible. Los plátanos deshidratados se han convertido en populares y su elaboración hace que sean similares a los higos o los dátiles desecados. En las zonas tropicales, los plátanos todavía no maduros son rallados y fritos para su uso como harina al igual que otras harinas de grano.

Clasificado como una fruta dulce, se combina bien con otras frutas dulces.

Pomelo

Forma parte de la familias de los cítricos y, al igual que la naranja y el limón, ha sido utilizado para sazonar la carne y el pescado y como un zumo refrescante debido a su sabor amargo.

Es una fruta ácida que combina bien con otras frutas ácidas y no debería mezclarse con frutas dulces o féculas.

Tomate

El tomate es, en realidad, una fruta ácida, aunque se la conozca normalmente como hortaliza.

Está emparentado con la berenjena, el pimiento y la patata y ha sido cultivado como injerto en la patata (el tubérculo se halla bajo tierra y el tomate en la superficie). Al igual que otras hortalizas y frutas, que tienen propiedades ácidas o cítricas, tras la digestión deja un residuo alcalino en el organismo que explica por que aquellos que padecen acidez deberían incluir las frutas ácidas y hortalizas frescas en su dieta. Se combina bien con las hortalizas no feculantes y con las proteínas. Evite combinarlo con fécula para asegurar una buena digestión.

Hortalizas y verduras

Éstas son todas aquellas plantas cultivadas para obtener sus partes comestibles. Abarcan desde raíces (remolacha y zanahorias), tubérculos (patatas, alcachofas), tallos (apio), hojas (lechuga, espinacas), cabezas y ramilletes (alcachofa, coliflor), frutas (tomate) y granos (guisantes, maíz dulce).

Como hortalizas también se definen todas aquellas plantas que se preparan de algún modo culinario por comparación con las frutas que la mayoría de la gente considera como postre y no como componente principal de la dieta.

Las hortalizas desempeñan un papel vital en nuestra nutrición, proporcionándonos minerales y vitaminas esenciales. Una dieta compuesta por proteínas y carbohidratos no resultaría tan perjudicial si se acompañara con un abundante consumo de hortalizas.

Desafortunadamente, las hortalizas de la cesta de la compra, por término medio, se ven restringidas a tan sólo unas cuantas. Por ensalada se entiende lechuga cubierta de cebolla y tomate, y las hortalizas se limitan a las patatas una hortaliza verde de la estación y maíz o champiñones en conserva.

Las frutas y los frutos secos constituyen un alimento perfecto para el ser humana; no obstante, es prácticamente imposible conseguir un aprovisionamiento completo para una nutrición y una salud óptimas. Por ello, es necesario añadir una variedad de hortalizas de calidad como complemento de las frutas.

Las ensaladas y las verduras poco conocidas al vapor deberían constituir la mayor parte de toda comida de proteínas y féculas/grasas.

Aguacate

Es un alimento neutro de alto contenido en aceite, así como una fuente rica en grasas solubles y vitaminas esenciales para gozar de una buena salud. Es ideal para extender sobre el pan en lugar de mantequilla y combina con todo tipo de alimentos.

Ajo

Hierba fina que si se come en exceso puede repercutir negativamente en el aparto digestivo y debilitar los órganos de eliminación. Debería utilizarse sólo ocasionalmente para condimentar alimentos cocinados. Resulta excelente picado en el aliño de la ensalada.
Combina bien con hortalizas, proteínas o féculas.

Berenjena

Es una hortaliza de piel morada y, por ello, pertenece al grupo de las plantas solanáceas, que puede causar problemas a algunas personas. Segrega un jugo oscuro cuando se corta la planta. Es recomendable cortar la berenjena en rodajas de uno o dos centímetros de grosor, cocinarla durante un minuto y escurrirla en un trapo de cocina. Esto tiene el mismo efecto que añadir sal u otro condimento.
Es una hortaliza no feculante, neutra y combina bien con hortalizas, féculas y proteínas.

Bróculi

Está estrechamente emparentado con la coliflor y puede cultivarse en el huerto doméstico. La cabeza de bróculi es excelente cruda o cortada a rodajitas en las ensaladas o poco cocinada durante cinco minutos y servida con un poco de aceite de oliva o mantequilla sin sal. No debe dejarse cocer de más, puesto que, al igual que la col y la coliflor, se destruye y pierde su valor nutritivo.

Es una hortaliza no fecualante y combina bien con otras hortalizas, ricas en féculas como las patatas, y con proteínas como la carne.

Coles de Bruselas

Parientes cercanos de la col, es una hortaliza resistente que se cultiva bien en climas fríos. También son ideales cortadas en rodajas en una ensalada fresca, o pueden ser cocinadas ligeramente de modo que todavía estén crujientes, servidas con mantequilla sin sal o un aliño de aceite. Esta hortaliza puede combinarse con féculas o proteínas.

Coliflor

Muy apreciada por muchos, es una hortaliza saludable que también puede comerse cruda o cocinada. Como sus parientes, el brócoli y las coles de Bruselas, no es necesario dejarla cocer durante mucho rato puesto que de este modo se destruye su delicado y delicioso sabor. Se puede preparar al vapor durante ocho o diez minutos, depende de si se cocina la cabeza entera o troceada. Sírvase con mantequilla, aceite o queso rallado. Combina bien con féculas, proteínas y otras verduras.

Chirivía

Son muy nutritivas, pero no tan populares debido probablemente a que no se preparan de forma apetitosa. Si se cocinan al vapor rápidamente, al igual que las zanahorias, o en una cacerola, su sabor es muy apreciado. Es una hortaliza rica en féculas que combinan bien con todas las demás hortalizas y con alimentos feculentos.

Escarola

Es una hortaliza perenne y emparentada con el diente de león y la endibia. Tiene un sabor amargo como ya dijimos en el capítulo 6, lo cual es beneficioso para la dieta de cada uno. Las hojas verdes pequeñas de la escarola pueden emplearse en ensaladas crudas o cocinarse al vapor durante tres a cinco minutos del mismo modo en que se preparan las espinacas.

Combinan bien con otras hortalizas, proteínas y alimentos ricos en féculas.

Patata

Para algunas personas, es un alimento principal e indispensable y constituye una base de fécula que llena rápidamente cuando se combina con otras verduras y ensaladas.

Debido a su alto contenido en féculas, debería consumirse con moderación, a menos de que esté tratando de ganar peso. El modo apropiado de prepararlas es tanto al horno, como cocinadas al vapor con su piel. De nuevo, el tiempo en el horno o de cocción deberá mantenerse al mínimo a fin de conservar su valor nutritivo.

No combina con proteínas o frutas ácidas. Combina bien con otras hortalizas.

Pepino

Ésta es una de las hortalizas más antiguas que se conocen. Aunque tiene un bajo valor alimenticio, tiene un alto contenido en agua y es un ingrediente idóneo de una ensalada verde de hortalizas crudas y frescas. Como está emparentado con la familia del melón, puede causarle hinchazón si su aparato digestivo se halla débil por tantos alimentos incompatibles a los que le somete.

Combina bien con otras hortalizas, féculas o proteínas.

Perejil

Esta hortaliza se utiliza casi exclusivamente con fines decorativos y se suele dejar aparte en el plato de ensalada o cuando se acaba la salsa de los dips, lo cual es una lástima, ya que el perejil es rico en minerales y vitaminas y se merece formar parte de nuestra dieta de forma regular.

Combina bien con casi todas las hortalizas, las proteínas o las féculas.

Puerros

Los puerros pertenecen a la familia de las liliáceas y se recogen cuando la planta produce un tallo de un centímetro o más de diámetro y de treinta a cuarenta centímetros de altura. Tienen un sabor tierno y exquisito y son excelentes en sopas y ensaladas. Crudos son deliciosos, también los puede cocinar al vapor durante cinco minutos y aderezar con mantequilla sin sal o aceite. Combinan tanto con proteínas como con féculas y todas las hortalizas.

Cereales

Arroz

Éste es el cereal más ampliamente cultivado y constituye el principal alimento de más de una tercera parte de la población del mundo. En Asia, se aprovechan todas las partes de la planta. La paja del arroz es utilizada para fabricar papel, sandalias, escobas, sombreros, tejados, etc., mientras que el cereal es muy nutritivo. Sin embargo, el arroz sin refinar o integral es el que más nutrientes contiene. Los métodos modernos de refinamiento del cereal en harina blanca o arroz refinado han dado enfermedades basadas en la nutrición como el beriberi.

El arroz contiene mayoritariamente féculas, por lo que se combina bien con las hortalizas feculantes. Evítense las proteínas y la fruta ácida.

Avena

La avena se come en todo el mundo y en algunos lugares es un alimento básico de la dieta. Contiene féculas en un setenta por ciento y es muy rico en minerales, tal vez más que la mayoría de cereales. Es mejor consumirlo en gachas, como copos o en el pan. En términos generales, la avena es sabrosa y digerible cuando se come sola, por ejemplo en forma de gachas o combinada con otros cereales.

Combina bien con otras féculas. Evítense las proteínas y las frutas ácidas.

Cebada

Cereal resistente, en Escocia se preparan unas excelentes gachas y sopas de cebada. Así mismo, se emplea en muchos países como Túnez, Argelia y Marruecos como pan. Combina bien con hortalizas, grasas y alimentos ricos en féculas.

Maíz

El maíz ha sido consumido durante milenios, según lo demuestra una espiga de maíz fosilizada hallada en las ruinas peruanas. Es un cereal difícil de digerir cuando se halla en su estado desecado. Se puede preparar como especialidad culinaria, sirope de maíz, maizena, etc. Fresco, consumido de la propia mazorca cocinado en agua hirviendo durante tres a cuatro minutos o al vapor servido con mantequilla sin sal o aceite es cuando resulta mejor y más nutritivo. Es rico en féculas y se combina bien con hortalizas y otros alimentos feculentos.

Mijo

También conocido como el grano del sorgo, produce pequeña semillas redondas que se parecen al maíz. Existen muchas variedades de este grano en algunos países, como Rusia y China, donde es un alimento básico.

Contiene un setenta y tres por ciento de féculas y combina bien con hortalizas y otras féculas. No combina bien con fruta ácida.

Trigo sarraceno

Cereal muy grande, en Rusia es muy popular como cereal junto con el mijo y otros cereales molidos. Puede utilizarse en la elaboración de pan y en sabrosas tortitas.

Clasificado como una fécula, combina bien con todas las hortalizas y las grasas.

El trigo sarraceno y el mijo son los únicos cereales alcalinizantes.

Observación: todos los alimentos ricos en féculas combinan bien con *todas* las hortalizas y deberían comerse con
verduras debido a que son alimentos concentrados.

Índice

En la misma colección

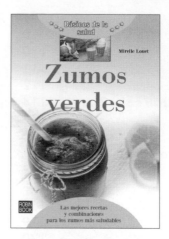

Zumos verdes
Mireille Louet

Los zumos verdes, ricos en vitaminas y antioxidantes, son la estrella de la nutrición en estos días. Su popularidad ha ido en aumento por ser la rutina diaria de las *celebrities* de Hollywood, que cuelgan sus recetas en las redes sociales y que han hecho que las personas que tienen una predisposición por la vida saludable hagan suyas las bondades de estos ricos alimentos. Este libro presenta casi un centenar de propuestas organizadas entre zumos para dar equilibrio, para dar energía, medicinales, afrodisíacos o simplemente para tener una piel más radiante y luminosa.

Esenciales

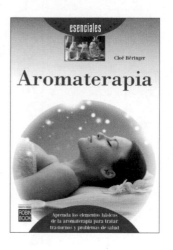